针刺治痛

古典理论的现代解读与重复实践

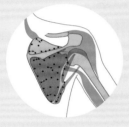

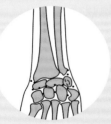

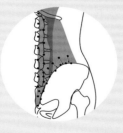

主　编　王震生

副主编　王乐宇　卢茂正

编　委　谭志飞　海　岗　赵沛钰

　　　　杜红梅　钟震宇

人民卫生出版社

·北京·

版权所有，侵权必究！

图书在版编目（CIP）数据

针刺治痛：古典理论的现代解读与重复实践 / 王震
生主编 . —北京：人民卫生出版社，2024.4
ISBN 978-7-117-35923-8

Ⅰ.①针… Ⅱ.①王… Ⅲ.①疼痛 – 针刺疗法 Ⅳ.
①R245.31

中国国家版本馆 CIP 数据核字（2024）第 016035 号

人卫智网 **www.ipmph.com**	医学教育、学术、考试、健康，	
	购书智慧智能综合服务平台	
人卫官网 **www.pmph.com**	人卫官方资讯发布平台	

针刺治痛：古典理论的现代解读与重复实践
Zhenci Zhitong: Gudian Lilun de Xiandai Jiedu yu Chongfu Shijian

主　　编：王震生
出版发行：人民卫生出版社（中继线 010-59780011）
地　　址：北京市朝阳区潘家园南里 19 号
邮　　编：100021
E - mail：pmph @ pmph.com
购书热线：010-59787592　010-59787584　010-65264830
印　　刷：鸿博睿特（天津）印刷科技有限公司
经　　销：新华书店
开　　本：710×1000　1/16　印张：15.5
字　　数：216 千字
版　　次：2024 年 4 月第 1 版
印　　次：2024 年 4 月第 1 次印刷
标准书号：ISBN 978-7-117-35923-8
定　　价：128.00 元

打击盗版举报电话：**010-59787491**　**E-mail：WQ @ pmph.com**
质量问题联系电话：**010-59787234**　**E-mail：zhiliang @ pmph.com**
数字融合服务电话：**4001118166**　**E-mail：zengzhi @ pmph.com**

❖ 主编简介 ❖

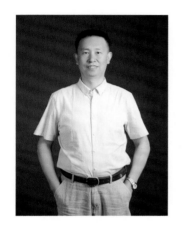

　　王震生，男，1976 年生，主任医师，毕业于天津医科大学临床医学系。2006 年拜宣蛰人教授为师，学习软组织外科学，并大量应用于临床，结合中医经络理念，构建中西互通模式，致力于通过软组织损害角度诠释古典中医的经络思想，使古中医与现代医学形成时空上的沟通，从而重新焕发古典中医的风采。

　　运用各种针具治疗患者十四万余人次，取得了显著的治疗效果。发表论文十余篇，独著《压痛点密集型银质针疗法针刺技巧与临床实践》《压痛点密集型银质针疗法诊断思路与布针设计》《银质针漫谈》《膝痛的软组织基础与临床非药物治疗》《运动平衡与软组织疼痛》，主编《软组织解剖与银质针治疗图谱》。

学术兼职

天津市医学会疼痛学分会委员
中国中西医结合学会疼痛学专业委员会银质针专家委员会委员
中国民间中医医药研究开发协会软组织诊疗专业委员会副会长
中国民间中医医药研究开发协会宣蛰人银质针疗法专业委员会副会长
中国民族医药学会疑难病分会副秘书长

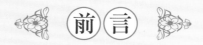

前言

　　针刺疗法源于上古时期，人们在与自然灾害、自身疾病的不断斗争中寻找能够缓解病痛的部位和方法，在针对有效部位的治疗中逐渐总结出穴位所在和经络走行，这是被多数人认知的针刺源流。但在传承和运用的过程中，发现现代人对经络的认识存在明显的断代。虽然应用各种方法进行研究，但始终找不到经络、穴位的明确物质基础。上古之人能准确描绘经络的循行，而现代人却不能找到描绘经络的依据，这给经络的发现蒙上了神秘色彩，甚至被推断为史前文明的产物。

　　著名中医药学家李时珍在《奇经八脉考》中说，"然内景隧道，惟返观者能照察之"。还说，"紫阳《八脉经》所载经脉，稍与医家之说不同"。这种不同源于个体返观内照的观察存在个体差异性，虽然多数部位与古人一致，但每个人的经络走行略有不同，这也是符合客观规律的。有许多专家指出，古人所谓的返观内照就是掌握一定方法的人在特殊安静状态下（中国传统文化中称为修炼）对自主神经控制系统的感知，这是没有修炼的人不能感觉到的，我深表赞同。在进行新鲜大体标本的解剖观察中发现人体结构大体相同，但细节总有差异，尤其是筋膜的走行方向和肌肉的附着。

　　上古之人质朴、单纯，在品悟天地的同时，返观内照修习自身是很有可能的，所以经络的形成可能与这些人有关。尊古的特性使经络认知得以传承，然而返观内照不是所有人都能修习，所以经络发现的理论断代是理所当然的。历代医学家在临床实践中不断纠正古人传承时出现的偏差，发现更多治病的穴位，使经络学说更趋于当代人的认识。

从现代人的角度观察，返观内照法是个体摒弃杂念后修习的内在感知，是中枢对周围感知结构的意识控制，属于自主神经系统对本体感觉感知的意识层面表现。感受器的敏感度、中枢对感受器反馈信息的敏感度都影响着人体内环境的稳定。在穴位处发现感受器的大量存在印证了其感知敏感性的结构基础，结构决定功能，这也是穴位治疗有效的物质基础。

纵观古今，岐黄法天地而制九针，推及现代，针刺手法、针刺工具及相关理论层出不穷。但古今一体，所有方法都是作用在人这个客体上产生效果。人体的物质基础古今不变，能改变的只有影响人活动的感知反馈和力学功能变化，感知反馈对中枢调控的影响与力学结构的变化对内脏运动和躯体运动的影响也就成为针刺治疗的机制所在。真相只有一个，理论却有万千，真正理解了人体结构、功能变化的特点，才能在纷繁复杂的方法中去冗存精。精之所在，在于对人体结构、功能变化的判断，使针刺治疗不再局限于经验，而是可以量化的复制。

人，生活于自然之中，与自然和谐相处，顺应自然变化可以无病天年。如何顺应？就是减少或消除人对自然的不合理拮抗。既要有形体上的结构正常，又要有精神上的积极向上。道家养生修炼讲究回归本初，本初是什么？是人如婴儿状。心无杂念，肌肉柔软而有弹性。这是对人体运动系统功能的最好诠释。能用心去控制肌肉张力调节的人需要长期修习，不能修习的则需要外在媒介的调整。

回归针刺本质的研究，需要改变的就是感知反馈的异常状态和劳累过程中变得僵硬的肌肉，使其恢复原有弹性，使人与自然的不和谐拮抗变为人与自然的和谐平衡，达到大道自然之境。

本书旨在以现代医学知识阐述祖国古老的文明，如有不当，敬请斧正。

王震生

2019 年 3 月 30 日夜

目　录

第一章 | 人体不断实现运动中的平衡

人出生以后，脱离了母体宫腔的涵养，需要独立面对纷繁复杂的世界。新生儿虽然弱小，却有顽强的生命力，在大人的帮助下快速成长。涵养在宫腔中的胎儿就是阴中之阳，与母体形成阴阳平衡。出生后，为纯阳之体，存在生生不息的力量。首先学会感知环境状态，同时学会支配自己的身体运动，然后逐渐学会各种各样的技能以更好地适应生存。从牙牙学语到蹒跚学步，学会的是高效的语言交流；学会的是克服地球引力的行走。人作为两足动物，直立行走带来了更广阔的视野，小巧的双脚给了灵活运动的前提。由于双脚的支撑面积相对于躯干运动范围小了很多，在站立、行走、奔跑的过程中，需要更多的躯干内部平衡来协调完成相应的动作。在不断地运动中保持平衡，在不断地平衡中进行运动。

第一节 人与自然的不断交流

人出生以后，没有了母亲子宫的庇护，感受器感知到相对低温、干燥的外部环境和身体内部的缺氧状态，反馈给中枢后，发出一声啼哭，产生了与自然界的联系，开始学习独立生存。首先练习视觉的准确性，模糊的视线逐渐变得清晰，寻找眼前移动的人和物。然后练习伸手去抓握目标，此时的准确性是很差的，总是用双手去抓握目标，如送到眼前的奶瓶、气球等，肩部、上臂、前臂及手部的肌肉逐渐强壮，感受器感知敏感度慢慢增强，肢体空间位置的控制越来越娴熟，从中医经络角度分析，此为上肢及手部六经得到锻炼，经气得到激发。一段时间的训练以后，经气充实，抓握准确性逐渐提高。同时练习抬起头部进行旋转，以摄取更多的视觉信息，此时的孩子对周围的世界充满无限的兴趣。头部的旋转使胸锁乳突肌得到了良好的训练，同时腹壁肌肉的控制力逐渐增强，这是少阳枢机的训练过程。自然躺卧的孩子双下肢是屈曲的，在不断地蹬踏过程中，训练了下肢阳经的功能，尤其是太阳经。当躯干前部的肌肉锻炼得足够强大时，孩子即可坐起或维持坐姿很长时间，这是躯干前部肌肉对抗重力的第一步，任脉、足三阴经、足阳明经经气激发，饮食增加，营血渐增。随着腹部肌肉收缩力的增强，具有旋转作用的腹内外斜肌可以控制躯干的旋转动作，孩子能自由翻转身体，从出生后单纯的仰卧位变得可以俯仰人生。这是从任脉、足太阴、足阳明经的充盈，逐渐影响足少阳、足厥阴、足少阴经，少阳、少阴为枢机所在，可阴可阳，翻转身体使督脉、足太阳经得到激发并顺利运行。后天之本反哺先天之源，达到先后天的相互依存、相互影响。阴升阳长，平衡发展。

俯卧给孩子创造了锻炼躯干后部和四肢肌肉的机会。频繁的抬头动作使颈部曲度开始出现，头颈后伸肌群力量增强，颈椎关节突关节开始塑形，更好地适应关节面的压力和摩擦，此时的锻炼对颈部骨骼的坚硬稳定存在明显的影响。这是颈部太阳经坚韧的过程，有些孩子成长过程中很少有俯卧抬头训练，造成颈部抗压塑形不完善，成为了长大后颈椎病发生的薄弱环节。四肢在试图支撑起躯干时得到良好的锻炼，学会了协调四肢的运动关系以保持躯干对抗重力的稳定。脊柱两侧的肌肉在爬行运动中交替收缩的协调锻炼使脊柱在不断摇摆中得到训练。关节突关节在摇摆中塑形，使长大后直立身体承重的侧弯动作灵活度增加，并能减少侧弯动作引发的疼痛及代偿性脊柱侧弯的出现。脊柱两侧的肌肉控制力均匀发展、逐渐强大，形成了可以拉起躯干上部并控制躯干稳定的力量，使上肢逐渐脱离支撑的功能，双手解放出来，也为站立后防范脊柱侧弯创造了条件。视野在头部位置提升的同时更加开阔。眼睛不断的视觉信息摄取需求，促使睁眼抬眉和颈部屈伸运动，使足太阳膀胱经走行区域的肌肉得到了训练。运动激发了阳经的旺盛，动则生阳由此而成。

正常的婴幼儿发育是不断完善身体平衡的过程，过多的抱睡对脊柱曲度、形态存在明显影响，导致骨关节抗压能力不足及软组织损害形成。颈胸段脊柱曲度异常增加上呼吸道和气管的敏感度，孩子的呼吸道问题会频繁出现；过早的直立行走对下肢支撑负荷及躯干稳定造成影响，容易出现一过性滑膜炎、骨盆位置不正、脊柱侧弯、习惯性便秘等问题。自然引导训练、适当辅助训练对孩子的健康成长是非常有益的。同时对儿童克服困难、坚毅心灵有莫大的帮助。

儿童时期的心理建设尤为重要，心理问题对疼痛有明显影响，焦虑、紧张、抑郁等心理问题直接导致躯体疼痛敏化，将本来很小的身体损害放大到难以忍受。儿童时期形成坚毅的心灵对于人的一生都有影响，也就是说心理的"阳"越强大，身体的"阴"就越少。成年后的心理问题导致躯体疼痛，需要在躯体治疗的同时，进行心理干预，在针刺治疗的同时进行心理暗示及针刺后的运动是嵌入临床治疗的良好方法，所以有上工治心之说。

在行走之初，立根未稳，走路摇摇晃晃，容易摔倒。摔倒的特点是坐地摔，双足不离开摔倒的地方。这是重心控制训练的重要环节，足踝控制。就是以足踝稳定为中心的控制，是人体平衡的第一步。随着行走的增多，踝部控制完善，重心控制逐渐上升。七八岁时，重心控制上升到骨盆周围，下肢的稳定协调性形成，踝、膝、髋协调运动使这一时期的儿童喜欢跳跃的动作。骨盆控制使骨盆以下的结构稳定，行走过程中的躯干上部可以出现左右摇摆动作。这个时期，走路很少感觉到疲劳。形容一个活泼的孩子可以用摇头晃脑、欢蹦乱跳，此时的运动平衡能力迅速发展。随着年龄增长，重心控制位置上升，到十二三岁时，重心控制变为以头部稳定为中心，髓海逐渐充盈，思维快速向成人化发展。头部稳定是思维稳定的前提，思考是人生规划的开始。

人在不断的成长中，因为单调的、过度的运动产生不同部位的劳损或创伤。逐渐形成的慢性软组织损害使相关部位的运动协调能力和纠正重心能力下降，需要其他部位参与协调重心稳定，造成更多部位承载运动负荷，出现新的劳损。自下而上的优先代偿是人劳损后的一般原则，即无论何处软组织损害影响人体重心的稳定性，先由其下部的力学支撑结构做出代偿动作，如果代偿的部位也有软组织损害或不能达到完全代偿状态，则需要上方更多的部位参加到代偿中来。所以，足踝往往是最先出现损害或代偿损害的，逐渐向膝、髋、脊柱发展。足踝的力学控制主要是由足部外在肌完成的，足部外在肌附着于小腿，所以小腿的肌肉容易先出现劳损，就像古语所云的"人老先老腿"一样。小腿肌肉的收缩对下肢静脉回流有明显影响，劳损后影响下肢承重位的静脉回流，导致平卧休息位下肢静脉回流增加，心脏负荷增大，时间久了会出现心脏功能下降。踝调节功能下降后，调节层面逐渐上升，膝、髋、脊柱调节逐渐参与进来，当脊柱、髋、膝、踝的协调能力进一步下降时，头部稳定得不到保障，思维分析能力受到影响，平衡调节能力进一步下降，失去重心的跌倒就在所难免。老年跌倒致残后的死亡率很高，是值得注意的问题。踝、膝、髋的治疗干预能明显改善老年人的运动平衡功能，预防运动损伤的发生，是治未病的安全有效方法。蹒跚的步履提示老年的到来，需要拐杖或助行器行走，这些工具是手的延伸，相当于人又回到爬行状态。

要想留住年轻的步伐，需要保持身体的协调稳定能力，需要良好的运动平衡。如何做到运动平衡，将运动平衡维持的各个环节保持在最佳状态，需要感受器反馈正常、中枢调控正常和肌肉功能正常共同维持。身心调适、合理健身、适度治疗成为延缓衰老，保持青春活力的前提。感受器与中枢存在互动关系，没有感受器的信息传入，中枢无法做出正确分析，时间久了，会出现中枢功能退化，就像老年人经常不与外界交流，容易出现老年痴呆。准确的感受器反馈是中枢做出正确分析的前提。

第二节 人体平衡的环节

人体运动平衡需要信息传入、中枢整合及运动调节三个环节共同维持。不断地感知不平衡状态，做出正确的分析，并将神经冲动传递给人体的动力系统——肌肉来完成平衡的维持。良好的平衡是生活质量的保障，也是生存的保障！

一、感觉传入

感觉传入是将人体内外的信息感知传入中枢神经系统的过程，感觉传入的正确与否直接影响中枢神经系统做出应对的正确性，错误的感觉传入导致错误的运动调节，出现动作控制异常，相关软组织应用增多或紧张度增加，软组织损害因此产生。感觉传入分为三个部分：视觉传入、位听觉传入、躯体感觉传入。

（一）视觉传入

视觉传入指通过眼睛摄取环境信息的过程。物体反射可见光进入眼内，在眼底形成具体的物象，通过视觉细胞反馈信息到视觉中枢，对于人体运动最重要的是如何趋向美好和躲避危险。

双眼对物体信息的判断准确需要视力水平一致、双眼处于同一水平面。如果双眼视力相差悬殊，又没有进行纠正，则判断物体大小、距离时会产生明显误差。视力弱的一侧肢体为了维持人体的运动平衡状态，必然增加肌肉的应激张力，使肌肉处于紧张状态，时间久了就会出现这一侧肢体的代偿性损害，产生疼痛。对眼睛外在刺激改变感光状态可以缓解肢体肌肉的紧张状态，达到缓解疼痛的目的，眼针的作用原理可能与这一机制有关。如果系原发于眼睛屈光调节问题引起的软组织疼痛，这种治疗疗效是稳定的。

物体发光或反射可见光进入双眼会存在时间差，视觉时间差是判断物体与人体之间距离的重要方式，尤其是移动的物体。足厥阴肝经在腹外斜肌前侧半走行。为了进行重力平衡和增加视觉信息摄取，头后伸的动作使颈交感神经链受到牵拉，腹外斜肌张力增加对胸廓前方产生明显的下拉力，使同侧胸廓下缘向前下方运动，导致同侧头颈前移，头部反向旋转后伸的代偿动作增加颈上神经节的牵拉刺激，同侧颅内和眼底动脉痉挛，出现头晕目眩、视物昏花的情况。如果是两侧腹外斜肌均有损害，则胸廓下移带动头颈前移，头后伸增加两侧颈交感神经牵拉，头晕目眩的同时，还可能出现心悸、胸闷、胁肋胀痛。

双眼不在同一水平高度或眼睛偏斜都会明显影响物体与人体间距离的判断。在行走于狭窄的巷道中或进行紧急转弯时，容易出现与物体相撞的情况。视觉能力不良，就会有位听觉或躯体感觉的增强代偿。

（二）位听觉传入

位听觉传入包括两个部分，一是前庭器的平衡觉、位置觉传入，一是耳蜗的听觉传入。矢状面、冠状面、水平面上分布的三个半规管能够从三个平面上综合感知头部的运动状态，并做出相应的肌肉张力调整，维持人体的平衡。

头部发生不同方向的移动时，半规管内的淋巴液因惯性作用发生反向流动，使竖立在半规管内壁上的毛细胞纤毛向一侧倾斜，产生毛细胞动作电位，募集后的电活动通过前庭神经传入中枢。运动停止时，纤毛释放势能并竖起，产生的动作电位传入中枢，进行相应的运动平衡调整。

人体运动中平衡状态分析的最佳位置为两侧的前庭器在同一水平面上，需要头部的中正。经过特殊训练的人可以适应头部位置不正常时的平衡状态。良好的平衡功能是快速运动的前提，在自然界的优胜劣汰中，能够快速捕捉猎物并成功逃避天敌的伤害是生存的重要条件。

环境的声音通过耳郭进入外耳道，震动鼓膜，鼓膜张肌使鼓膜张力均匀，减少声波震动鼓膜的消耗。鼓膜张肌神经在下颌关节窝内穿过，正好是听宫对应的部位，通过听宫的针刺刺激，可以调整鼓膜的张力，对耳鸣及听力下降治疗有效。判断是否需要针刺听宫，可以查一下下颌骨髁突后侧的压痛。有压痛的，说明下颌关节囊存在炎症，对鼓膜张肌神经产生了炎性刺激。

鼓膜振动通过听骨链将声波转化为机械能，在镫骨的运动中，冲击耳蜗壁，使内耳淋巴产生流动，毛细胞的纤毛随淋巴流动倾倒，毛细胞产生动作电位，通过蜗神经传入中枢。鼓索神经的刺激可以调整膝状神经节的兴奋性，对于镫骨肌神经的兴奋性产生影响，从而缓解耳鸣症状，鼓索神经在岩鼓裂穿出，经下颌关节窝向前并入舌神经，经下颌关节窝处为听会穴，针刺听会穴对耳鸣及听力下降有治疗作用。

双耳的声波速度差是判断声源的重要条件，当双耳不在同一水平面时，声源判断就会出现误差。同时，听觉可以纠正语言表达时构音的协调性。

双耳不在同一水平面时，前庭器位置不一致，人体对运动中的平衡判断会出现异常，如歪着头部快速跑下陡峭的楼梯是十分危险的。

（三）躯体感觉传入

躯体感觉传入分为外感觉传入和本体感觉传入。

1. 外感觉传入　外感觉传入为皮肤、皮下浅筋膜层对外环境的感觉传入。包括温、痛、触、压、位置觉、两点辨别觉。温、痛、触、压为皮肤和皮下浅筋膜内感受器感知的外环境变化。通过温度感受器感知皮肤接触物温度的高低，最常见的是感受气温；通过触觉感受器感知物体的形状，手部触觉感受器的分布密度最大，对触摸感知也最灵敏，通过触摸感知物体形态，猜测可能是什么东西；通过压力感受器感知支持面的压力分布情况，进行身体重心的再调整，足底的压力感受器分布最多，在站立支撑中发挥灵敏的重心调节反馈；通过痛觉感受器感知对人体造成的伤害性刺激，并及时做出躲避。

皮肤的长期低温、高压刺激会导致浅筋膜层胶原沉积增厚，感知功能下降，同时影响皮肤的血液供应，出现皮肤角化、脱屑或皮损。皮内针、梅花针对皮肤和皮下浅筋膜层的刺激可增加外感受器敏感度，进而调节局部微环境，改善临床症状，对皮肤感受器异常引起的临床症状有较好的治疗作用。

位置觉与皮肤、皮下浅筋膜的整体牵拉感知有关。如，闭上眼睛后能准确完成腰部前屈、后伸、侧弯需要的角度，上肢运动的角度等。皮肤在某个方向上的拉长会给中枢不同角度的反应，在某种程度上讲，皮肤及皮下浅筋膜可以作为人体运动的量角器。关节周围的感受器只能感知关节局部的运动变化，反馈运动异常，不能整体调控运动角度。整体运动角度的调控与关节局部运动角度反馈结合到一起，就可以进行关节运动异常的其他关节代偿，如弯腰动作，腰段的关节突关节囊粘连时，胸段关节突关节就会过度拉开以完成弯腰角度。

皮肤的滑移度成为能否准确测量整体运动角度的关键因素。皮肤的创伤瘢痕影响皮肤滑移时，感受器提前兴奋，产生错误运动分析，出现运动过程中的代偿现象。如腹壁瘢痕在运动中过度激发感受器对躯干的旋转感知，则骨盆下方附着的肌肉会过度紧张，出现下肢位置及运动轨迹异常，产生下肢症状。

两点辨别觉是反馈感受器敏感度的指标，清晰的两点辨别觉提示感受器敏感度正常，模糊的两点辨别觉提示感受器本身、相应低级中枢或大脑皮质出现问题。

深筋膜层和浅筋膜层之间有脂肪层隔开，脂肪层有储能、保温、缓冲摩擦力和内外感觉绝缘作用。能量摄取过剩会将脂肪均匀储备于皮下脂肪层，形成均质肥胖。皮肤暴露部分脂肪层增厚以保温。摩擦力增多的部位会形成脂肪过度沉积，如头颈前移和胸脊柱段扁平引起第七颈椎棘突翘起摩擦皮肤造成的脂肪增厚——"富贵包"（图 1-2-1）。增厚的脂肪拉长纤维格内走行的感觉神经，降低外感觉传入，使皮肤敏感度下降，总感觉厚重不适。无菌性炎症刺激游离神经末梢引起肠道运动速度反射性加快，肠壁间摩擦增多，为减少肠道间的摩擦刺激，肠系膜脂肪堆积，引起腹型肥胖，出现频繁腹泻不影响长胖的现象。这种现象多见于腰部深层软组织损害的患者，可出现典型的五更泻。

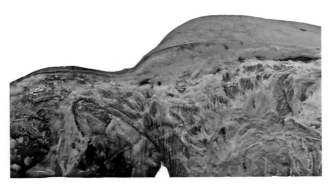

图 1-2-1 "富贵包"

人体的外感觉和本体感觉之间信息交互很少，主要由脂肪层进行信息隔离，避免信息传入时产生相互干扰。当出现浅筋膜层与深筋膜层的粘连时，外感觉与本体感觉信息的相互影响增多，致使中枢对传入信息分析错误，产生异常感觉，或发出指令指导异常运动模式，软组织损害慢慢形成。与中医的分间气不通有相似之处，在分肉之间出现阻碍，影响气血运行。员针、拨针、松筋针、浮针作用于深浅筋膜之间，进行筋膜间的钝性分离，与此机制关系密切。

2. 本体感觉传入 本体感觉传入涉及温度、压力、痛觉、酸碱度及肌肉张力、韧带张力等信息。人体组织内充满透明质酸，是组织间相对运动的润滑剂。温度降低、酸碱度下降均会导致透明质酸黏稠度增高，人体的运动能力及灵活性相对减弱。微循环的良好与否直接影响组织内温度和酸碱度的变化。改善微循环成为改善运动功能的重要环节，外热刺激、针刺刺激、拍打刺激、外敷药物、中药活血化瘀成为针对这一环节治疗的重要手段。鍉针的按脉勿陷刺激血管张力反馈，对调节局部血流有积极作用。

肌肉张力信息调节需要肌梭和腱梭的协调进行。

（1）肌梭：肌梭是肌肉内的牵张反射结构，含有肌梭的肌纤维两端多直接连接肌腱或镶嵌于筋膜内部，在肌肉拉长或筋膜受到牵拉后，肌梭连接的纤维受到牵拉，兴奋肌梭的梭内肌，产生电信号传递到脊髓后角，通过相应节段的神经元反馈，α运动神经元发出兴奋性冲动，使肌梭周围的肌纤维泛化性兴奋，产生肌肉收缩，形成肌张力。

心脏收缩给动脉血前行的动力，血管平滑肌的容受性舒张和反馈性回缩给了血液在动脉中前行的动力，毛细血管前括约肌的规律舒缩使血液分布有了规律，进入微循环的血液需要肌肉运动、内脏运动的动力使其重新回到心脏。静息状态下肌肉的节律性收缩形成了外周血液回心的动力。动脉血流出的动力是可以看到的，而静脉血回流的动力不易被察觉，就像《素问·阴阳应象大论》中所说的"地气上为云，天气下为雨"一样，下降的雨是看得到的，而升腾的水蒸气是不显的。

当肌梭受到刺激处于异常兴奋状态时，其所涉及的肌纤维出现持续性收缩而致痉挛，毛细血管后静脉及微、小静脉受到挤压，回流功能减退，局部软组织微循环功能下降，水液停滞，产生缺氧后的异常代谢或代谢产物堆积，刺激游离神经末梢而出现疼痛症状。深层小静脉受压，浅层小静脉代偿，出现浅表静脉怒张的情况。点刺放血使毛细血管后静脉压力下降，增加微循环含氧血液灌注，对改变损害部位内环境有积极作用。

诸痛痒疮皆属于心，心主血脉，通过补气活血法增加微循环的灌注量可以治疗一部分疼痛。肝藏血，主四肢筋爪，对于肌肉张力及回心血量的调节有重要作用，所以疏肝、柔肝的方法对肌肉张力增高的疼痛有效。

如果肌梭本身问题引起的疼痛，通过对肌梭的高压（按压）刺激、缓慢牵拉刺激、冷热温度变化刺激、针刺刺激，均能使肌梭的兴奋性降低，从而放松肌肉，达到治疗疼痛的目的，即阿是穴治疗。

上述治疗局限于肌肉痉挛期患者，如果肌肉的软框架结构改变，上述治疗只能改善肌肉的高张力状态，不能达到彻底放松，只能起到改善症状的作用，不能彻底治愈疾病。

（2）腱梭：腱梭即高尔基腱器，为肌腱内或肌腱与肌肉连接处的力学感受结构。主要感知肌肉收缩时对肌腱的牵张状态，对肌肉缓慢被动拉长的感受较弱，与肌肉的可延展性有关，这个现象与汽车的安全带功能相似，可以缓慢拉长，不能快速拉长。在肌肉被动拉长时，拉长的部分主要是肌腹部分。腱梭在肌肉高强度收缩时兴奋，通过中间神经元反馈抑制 α 运动神经元对肌肉的兴奋，同时兴奋与其作用相反的拮抗肌，减少过度运动，有利于肌肉快速收缩时对肌腱的连接保护。

腱梭受到刺激后的异常兴奋导致肌肉的收缩抑制及其拮抗肌痉挛，出现肌肉收缩无力及拮抗肌持续收缩的疼痛症状，通过高压（按压）或针刺刺激，使其兴奋性下降，同时放松拮抗肌，消除拮抗肌的主诉症状。此治疗局限于肌肉痉挛期及肌肉软框架轻度改变时，对于明显的肌肉软框架改变，因不能恢复原有软框架结构，很难彻底治愈疾病。

肌梭和腱梭存在阴阳平衡关系，肌梭兴奋收缩肌肉为阳，腱梭兴奋抑制肌肉收缩为阴，阴阳平衡则肌肉功能正常。阳盛则肌肉强健，伤及阴则血少筋枯；阴盛则肌肉萎软无力。

二、中枢整合

中枢整合为人体的自主神经系统对感觉传入信息进行相应分析，并做出维护人体运动平衡最佳分析和运动控制的过程。就像电脑的开机启动程序一样，在应用电脑工作时，根本意识不到这些程序的运行，但这些程序恰恰是电脑正常工作的保证。中枢对传入信息的良好分析，并发出指令，做出正当的运动调节，使人体运动功能顺畅，同时不会有不舒适症状出现。

小脑是运动平衡的程序化指令发出部位，日常的习惯性动作不需要大脑的分析而直接完成，如走路时不需要意识控制迈左腿还是迈右腿。小脑功能异常时，平衡能力下降，出现共济失调。共济失调后的意识调节存在不协调性，容易产生软组织损害。软组织损害的多信息传递增加小脑的信息处理负担，小脑与外周感受器之间出现互相伤害的恶性循环，在这个循环里最容易的人为干预部分是外周软组织。

丘脑是进行各类感觉信息处理的重要场所，当丘脑不能良好完成感觉信息处理时，会将信息通过网状系统反馈给大脑皮质，使潜在的感觉反馈变为意识觉知的主诉症状，出现大脑意识调节的运动平衡。如一侧膝关节慢性软组织损害出现屈膝及同侧踝、髋的调节，损害逐渐加重并表现为疼痛时，行走就会有另一侧下肢站立支撑相对增加的代偿运动，对侧膝关节的代偿性疼痛逐渐出现。

中枢整合受大脑意识活动的影响，当人体处于高度紧张、焦虑状态时，全身的肌肉也会紧张起来，增加原有损伤肌肉的损伤程度。忧思伤脾，恐惊伤肾，脾主肌肉，肾主骨，肌肉和骨的损伤引起疼痛。从某种意义上讲，焦虑、恐惧加速了软组织损害的进程，加重了疼痛症状，出现全身各种症状，所以情志不舒百病生，纤维肌痛症的临床表现与情绪、睡眠关系密切。

三、运动调节

运动调节为人体应对现有外部环境和内在环境变化做出的适合人体平衡的运动状态。运动平衡调节分为局部调节和全身调节两部分。

局部调节是感知信息可以通过局部运动结构改变完成的调节，如站立于怪石之上瞭望远方，通过足踝结构的改变以适应崎岖不平的山石。局部调节的应用增多引起局部慢性损害。局部调节不能使人体维持平衡状态时，相邻部位的平衡调节逐渐加入进去，最后出现全身调节。

全身调节是多个局部调节参与都不能实现人体平衡时发生的调节，如站立于怪石之上的膝痛患者瞭望远方，需要足踝变化的同时，屈膝手扶大腿或手扶一旁的树木，即需要全身的协调以适应怪石的崎岖和膝关节的疼痛。

运动调节是人体运动平衡调节的最后一个环节，也是躯体感觉信息传入的初始环节。因为很多具有信息传入功能的感受器分布其中。运动平衡调节的动力是肌肉，力学传递与感受器激发是筋膜，营养、代谢、修复受血管影响，信息传入、传出受神经兴奋传递影响，组织免疫则与淋巴循环有关，上述结构互相影响，治疗需要先改变力学相关因素——肌肉、筋膜。

如果运动平衡调节失代偿，就会出现运动功能障碍，如出现关节活动范围变小，骨骼空间位置改变，进而改变骨骼承重，影响骨骼形态。这是后天之本的脾（脾主四肢肌肉）影响了先天之本的肾（肾主骨）。内脏通过筋膜悬吊于骨骼结构之上，骨骼位置、形态的改变对内脏位置、内脏神经调节、内脏运动功能产生影响，进而影响内脏正常状态，出现内脏功能异常的种种表现。

第三节　人体平衡的原则

物理学里讲"静止是相对的，运动是绝对的"，人也在不断地进行着运动，即使静息状态也存在人体与外环境的交流，呼吸、血液循环的持续进行。在持续的运动中，人需要在相对稳定的状态下生存，即内环境稳定、外环境适应能力强。内环境稳定的基础是人体结构稳定，结构决定功能。如胸脊柱段的后凸导致胸腔容积变小，残气量增加，引起氧供应量不足，出现运动后的喘息、胸闷、气短等；肌肉的黏弹性紧张导致肌肉内部缺氧、代谢产物堆积，出现易疲劳和肌肉酸痛增加。正常的人体结构需要运动平衡的维持，即使出现人体局部结构的改变，病态的平衡也可以使人相对正常地生活。就像阴阳平衡一样，本初的阴阳平衡是最和谐的，随着阴阳的消长变化，会出现新的阴阳平衡，但新出现的平衡状态并非本初的平衡。人体运动平衡状态在不断调节中保持稳定，需要遵循三个原则：重心稳定、信息摄取最大化和疼痛性避让。

一、重心稳定

重心稳定最容易理解，就是人体重心需要位于支持面以内，支持面可以良好地承托身体的重量。双脚站立、单脚站立、坐骨结节大腿后侧支撑坐位、身体的一个表面支撑的卧位是最常出现的重心稳定体位。芭蕾舞的脚尖支撑、双手或单手的支撑倒立等是训练后的重心稳定体位。重心脱离支持面的投影范围就会产生运动，最终使重心回归支持面支撑范围。人体前后左右的平衡状态可以理解为阴阳平衡。不平衡就会有缩短的经或拉长的经，寒则收引，热则弛缓，解其寒而发其热，使人重归阴阳平衡状态而消除症状。

平衡破坏后，人体在重力作用下重新回到平衡状态，如站立不稳的老人会出现向后倒退、向前的疾走和跌倒，卧位支持面是最大的，摔倒后就会变得非常稳定。去掉破坏原有平衡的因素或增加支撑面可以使人体重回稳定，如损害部位的治疗或添加助行器。

双脚站立形成的支持面很小，需要人体骨骼的良好空间排列使力传递沿着骨骼进行并全部落在支持面以内，从而增加人体的站立稳定性，减少软组织抗重力应用，符合耗能最小原则。骨骼的良好空间排布需要骨骼上附着肌肉形成的各方向牵拉合力为零，这样骨骼处于空间最稳态。关节周围的韧带均匀稳定地维护关节相对位置，韧带的弹性收缩是不需要耗能的。如正常站立状态的股四头肌只存在间断收缩，说明人体站立的维持不需要肌肉的持续做功。

二、信息摄取最大化

信息摄取最大化是人对外环境和内环境信息感知的最大化，以更多满足中枢整合的需要。没有外部信息的摄入，人体内部信息记忆无法持续激发而长久保留，这也是宅家老人反应逐渐迟钝的原因之一。视觉传入和位听觉传入需要头部正直状态。在站立、行走、奔跑时头部稳定的维持是中枢进行良好运动状态分析的前提。侧倾头部快速跑下陡峭的楼梯容易使人摔倒的现象印证了这一点。

　　维持头部的正直稳定，需要头部以下结构对摆动的纠正。纠正的原则是下部调节优先，即足踝运动可以纠正摇摆就在足踝进行；足踝运动不能纠正，骨盆运动可以纠正摇摆就在骨盆周围进行；骨盆运动不能纠正，脊柱运动可以纠正摇摆就在脊柱进行，并且是由腰到颈的纠正顺序。如果头颈部关系异常，就需要下部结构纠正，项平面软组织损害致使头后伸肌肉牵拉力下降，通过屈膝屈踝纠正前移的头，足底前方的承重增加，就会出现跖腱膜牵拉增多引起的足跟痛，为"脚痛医头"提供了理论依据。颈部深层或椎管内软组织损害引起的颈椎变直、反张同样需要腰脊柱的曲度增加或骨盆倾斜、屈膝、屈踝纠正，所以颈椎病引起的腰腿痛也是很常见的。当足踝、膝不能进行身体摇摆纠正时，骨盆、脊柱就会应用增多。随着代偿运动的增多，损害出现，逐渐上升纠正部位，到颈部摇摆纠正时，出现颈部、头部疼痛，为"头痛医脚"提供了依据。如果完全不能纠正摇摆状态时，平衡感觉传入信息异常，运动就会出现头晕。所以，老年人的运动时头晕若单纯改善颅内循环，效果就寥寥无几了，需要柔肝、补肾，对肝经、肾经所过的大腿根部治疗常会有意想不到的效果。放松了骨盆前缘的内收肌牵拉，使腰脊柱段乃至整个脊柱段恢复正常的曲度，更好地代偿运动中身体摆动状态，头晕自然消失。

　　皮肤的信息摄取有赖于皮肤与周围环境的良好接触，穿着紧身衣物对于皮肤信息摄取存在明显干扰，过紧的衣物会造成烦闷约束的感觉。人体的浅筋膜蠕变紧张同样引起厚重的感觉，如背部浅筋膜增厚收紧，背部总会存在沉重、麻木或与外界不通透的感觉。

　　感受器功能异常直接影响正确信息的传入，尤其无菌性炎症刺激游离神经末梢引起的伤害性刺激可抑制其他感受器的感知信息传递，使运动控制在异常反馈下出现错误指令，导致相应软组织受损。可逆性损毁后重建是改善感受器功能的直观方法，可以通过针刺、按压等方法达到治疗疼痛的目的。

三、疼痛性避让

疼痛性避让是人体自身人性化的重要表现，即某个部位发生软组织损害后，其他部位为保护损害部位减少刺激产生的代偿状态。就像在同一个办公室工作的人员中，其中一个人生病了，需要休息，其他人员增加劳动量完成现有工作的状态。如，一侧膝关节疼痛在行走时需要另一侧膝关节进行过多的支撑；一块肌肉的肌腹或附着点出现损害，人体在运动时尽量减少这块肌肉的应用；一个承重部位产生无菌性炎症时，尽量避免这个部位的承重。

在不断成长过程中，人体内部出现很多潜在的软组织损害，这些损害对感受器的刺激没有达到反馈给大脑皮质的程度，所以不能被意识感知，但增加损害部位的压力或拉力刺激，刺激强度达到能上传大脑程度时，疼痛就会出现，这也是进行压痛点检查的原因。

运动过程中进行力学缓冲的脂肪垫、运动中过度应用的肌肉一旦发生损害，挤压、牵拉刺激均会导致疼痛出现，人体为了减少这种疼痛就会改变原有的运动模式，进行损害以外部位的运动代偿。有时损害部位的软组织早已修复了，但运动模式还没有恢复到原来状态。异常的运动模式造成代偿部位损害，引出新的症状，需要系统训练纠正运动模式以消除症状。如果原有软组织损害部位没有修复，单纯的运动模式纠正是没有远期效果的。如跗骨窦脂肪炎性水肿，需要增加跗骨窦空间，并减小跗骨窦压力。距骨的内旋、后移动作正好能实现这一损害的疼痛避让运动。距骨的运动使距舟关节内移，楔骨关节分开，足横弓骨性稳定下降，足旋前，第一跖骨压力增加，在前足支撑、滚动、弹起时，踇趾内侧压力增大，外翻力增多，出现踇外翻。小腿为适应距骨运动，前倾、内旋，带动股骨内旋，使膝关节内侧间隙拉开、长短收肌被动牵拉。膝外翻、骨盆前旋使同侧下肢支撑高度变短，进一步导致脊柱侧弯，诱发腰痛或颈、头痛。跗骨窦为中医胆经丘墟穴所处位置，此处针刺刺激降低游离神经末梢对局部炎症的敏感度，增加其他感受器的反馈，对治疗上述代偿后的症状非常有用。

运动平衡原则在人体内自然发生，使主诉症状远离损害部位。在针刺取穴时，存在远端取穴、左右巨刺的方法也证明了这一点。

第四节　平衡打破后的重新调节——病态平衡

阴阳平衡是动态存在的，只要平衡就不会有症状，所以有人说"中医可以让人糊涂地活着"，因为讲不清道理，经常被人诟病。掌握了人体内在的平衡关系，就可以有针对性地应用各种方法去解决平衡失调的问题。这个内在的平衡关系需要将现有的基础医学研究结合到中医机制研究中来。对于运动系统来说，人体正常运动平衡是以无软组织损害为基础的，随着人体的不断运动，某一部分软组织应用增多，势必导致这部分软组织损害。有人说："我没有什么运动，怎么会劳损？"实际上，任何姿势时间长了都会引起相应软组织损害，一旦出现软组织损害，正常的平衡就会被打破。人体会调动自身调节因素进行调节，使机体维持相对平衡状态。在没有出现失代偿之前，不会有不舒适症状出现，此时的平衡属于病态平衡。

病态平衡是需要人体肌肉主动收缩做功的，耗能增加，表现为明显的疲劳状态。很多人是处于病态平衡状态的，只是没有明显的症状而不能自知。亚健康就是不健康，随着平衡调节混乱状态的出现，主诉症状逐渐表现出来，病态平衡就会被打破。

随着健身运动的兴起，很多人加入健身行列。科学健身是改善身体功能、增强体质的有效方法。然而，现有的健身方式是从西方运动康复演变过来的，国人没有完全掌握运动康复的要领，一味强调核心稳定肌的训练。锻炼之初，核心稳定肌拮抗周围损害的肌肉出现病态平衡，症状消失。坚持锻炼，不过度锻炼，则身体一直处于无症状状态，感觉身心愉悦。过度锻炼，核心肌强度超过周围病损肌肉，则会出现新的不舒适症状。如果停止锻炼，锻炼强大的核心肌会逐渐弱化，不能拮抗病损的软组织，病态平衡被打破，锻炼者此时症状频出。所以，在适度锻炼的同时，学会意识控制的身体放松，使病损的软组织与核心肌同步放松，逐渐恢复正常运动平衡的状态。

一、运动软组织损害分期

人在运动中出现的软组织损害会随时间延长产生不同时期的变化，按每个时期的人体变化特点可将运动系统损害分为四个时期：肌肉痉挛期、软组织黏弹性紧张期、韧带代偿期和骨性代偿期。

（一）肌肉痉挛期

肌肉受到外环境因素或内环境不良因素刺激，出现保护性收缩以避让危险、保持稳定。此期多为急性发展过程，表现为明显的肌紧张，常伴有疼痛。体格检查时，有肌肉条索、硬结及明显压痛。对条索、硬结进行针刺、按摩、热敷、理疗后能使其明显变软。

在运动平衡调节过程中，肌肉张力增高参与运动平衡的主动调节，中和拮抗肌的牵拉作用，使骨骼恢复正常空间位置。主动参与的肌肉代偿能力不足时，会有更多肌肉参与进来，哪组肌肉薄弱，就会出现哪个部位症状。

急性肌肉痉挛迅速消耗组织内的氧，出现无氧代谢及代谢产物堆积，刺激游离神经末梢，产生疼痛。慢性软组织损害存在运动平衡代偿，失代偿时出现肌肉痉挛性疼痛。如一侧竖脊肌损害缩短，另一侧竖脊肌增加张力拮抗脊柱侧弯，长时间拮抗出现另一侧的腰痛。肌肉痉挛期是普遍存在的，包括慢性软组织疼痛的急性发作都与肌肉痉挛使疼痛的域上刺激出现有关。

此期的肌梭处于异常兴奋状态，是肌肉痉挛的重要环节。通过对肌梭的直接刺激去极化或放松肌梭两侧的悬吊筋膜，都可以降低肌梭兴奋性，达到放松肌肉的目的。在压痛部位针刺，减轻或中断肌肉痉挛能迅速缓解疼痛，"阿是穴"的针刺能缓解疼痛则与肌梭去极化有关。

（二）软组织黏弹性紧张期

肌肉的空间结构不是肌细胞的单纯堆砌，肌细胞是填充在细胞外基质形成的空间网格之中的。这个空间网格就是肌肉的软框架，具有黏弹性（牵拉可延展的黏滞性和去掉外力能回缩的弹性）。就像同一单位里工作的个人，每个人都有自己工作的房间或位置，这种排布有利于提高整体工作效率。如果肌细胞的分布是无序的，其收缩力是涣散的，不能形成合力，很难完成需要的动作。肌肉的软框架结构在保护肌细胞的同时，提供了肌细胞收缩后的延展动力，为下一次收缩提供可能。肌细胞和细胞外基质符合一阴一阳，一动一静的特点。

肌肉长期的超强度应用牵拉黏弹性组织或肌肉痉挛期不能迅速去掉造成肌肉痉挛的因素，继续存在整块肌肉的离心收缩，造成黏弹性组织持续牵拉，刺激成纤维细胞，产生更多的胶原纤维以维持框架结构的稳定，导致胶原纤维代谢失衡，胶原纤维互相靠近，老化交联，互相缠结，使黏弹性组织的黏弹性下降，出现整块肌肉的蠕变缩短，被动延展性下降，软组织内压力增加，微循环功能下降，无氧代谢增多，内环境 pH 下降，胶原纤维周围的透明质酸黏稠度增加，进一步降低软组织在运动过程中的延展性，此时的软组织损害进入软组织黏弹性紧张期。

整块肌肉因软框架结构的改变而表现为张力增高的状态。因组织内缺氧和腱梭的牵拉刺激，肌肉收缩抑制使收缩力下降、易疲劳、应激兴奋速度减慢。如，腰肌劳损在劳动时表现为疲乏无力，劳动后腰部酸痛，正常休息不能缓解症状。此期与中医肌痹、筋痹相似，有经筋病的特点，是临床就诊最多的时期，往往缠绵难愈，给患者带来痛苦。需要燔针劫刺，以痛为输，以知为度。

黏弹性紧张期的患者会伴有不同程度的痉挛期软组织损害。如果痉挛期的软组织占有更大比例，则肌肉痉挛期治疗的所有方法都有效。如果痉挛期与黏弹性紧张期的软组织比例相当，则适用于肌肉痉挛期治疗的方法只能起到暂时效果。如果黏弹性紧张的软组织占有更大比例，则适用于肌肉痉挛期治疗的方法效果明显减弱，甚至无效。

黏弹性紧张的软组织内部压力增加，表现为僵硬、温度下降等寒痹现象。寒因热用，黏弹性紧张期的软组织需要 40℃ 以上的温度降解老化交联的胶原纤维，降低组织液中透明质酸的黏稠度，从而增加软组织的延展性、降低软组织内压力、增加胶原纤维间的相对滑动性、恢复软组织内微循环功能。

慢性软组织损害是全层发生的，单纯的皮肤热力渗透需要温热缓慢进行，使其逐渐深入到骨面才能完全有效。持续长时间的温和艾灸可以做到这一点，但每次热力渗透需要很长时间。中医的针灸并用能起到快速导热温通寒痹的作用，但所用针具并非现代的不锈钢针，不锈钢导热系数明显低于银，很难快速导热进入体内。现代的银质针选用含银 80% 以上的银合金制作，导热性能好，可以作为热传导媒介迅速将外热导入体内，使针体周围的软组织在热力作用下降解老化交联的胶原纤维，使软组织松解于无形之中。热力降解老化胶原不是迅速完成的，而是热力启动了老化胶原的降解过程，需要一段时间才能达到降解最大化，这也是银质针治疗效果迟滞的重要原因。只有做到持续降低软组织内压力，才能使黏弹性紧张期的软组织得到彻底治疗。另外，密集的针刺打孔对降低组织内压力有明显作用，针刺对游离神经末梢的可逆性损毁，减少了伤害性刺激的感知，使中枢的感知敏感度下降。肌肉骨骼附着处的刺激，使腱梭异常兴奋性下降，肌肉兴奋性得到重新调整，使银质针的治疗效果明显提高，适用于黏弹性紧张期的软组织损害。现代的火针焠刺同样具有热降解作用，适用于软组织厚度较小的部位，是经筋治疗的重要手段。

（三）韧带代偿期

运动平衡调节的拮抗肌兴奋收缩的作用没有消除肌肉的黏弹性紧

张造成的机体平衡失调，使骨骼发生空间位移，关节的正常力学传导破坏。需要关节周围肌肉收缩以稳定关节的静息状态，这样会造成其作用的关节运动稳定性下降，关节相对运动轨迹异常，保护关节稳定的韧带受到过度的牵拉刺激，产生大量的胶原并老化沉积，出现韧带增生肥厚、黏弹性紧张，对关节的固定能力增强，而关节的活动能力随之下降，失去原有的活动范围，出现关节的僵直。如，膝关节退行性变的后期出现伸屈功能障碍，此期出现关节活动范围减小，关节变形。增生肥厚的韧带很难在短时间内放松下来，适度切割的方法变得直观有效，手术成为较好方案。这一时期与中医的痿痹相似，用温通、活血、补气的方法有效，需要坚持长期服用。

（四）骨性代偿期

久病及骨，病变从后天脾所主的肌肉发展到先天肾所主的骨。关节周围的韧带不断增厚，胶原老化，软框架塌陷，使韧带处于过度紧张状态，造成关节内压力逐渐增加。关节运动有赖于关节软骨的耐磨特性，关节软骨内没有血管、神经，其营养供应是通过滑液的组织渗透完成的。当关节内压力增高时，滑液不能渗透进入关节软骨，软骨细胞缺氧坏死，关节软骨脱水、磨损，令不耐磨的骨皮质相互摩擦，骨皮质随即破坏，成骨细胞活跃，骨小梁通过关节面，关节骨化，失去功能。

此期不再需要韧带的限制和肌肉的收缩控制关节的稳定，软组织疼痛也随之消失。如膝关节的骨性融合，失去原有功能。强直性脊柱炎后期，脊柱关节融合，疼痛消失，进入稳定期。很多手术的指导思想就是加速运动系统代偿进入骨性代偿期，如踝部三关节融合以消除踝部疼痛、脊柱段的椎体融合术以消除相应部位的疼痛都和加速骨性代偿有关。

二、平衡调节方式

人体运动平衡的调节过程中存在两种调节方式，即：神经肌肉调节和机械肌肉调节。两种调节方式是同时存在的，只是所占比例不同。

（一）神经肌肉调节

神经肌肉调节即通过神经调控使紧张的肌肉放松，消除骨骼的异常作用力的调节。此种调节与"坎农-罗森布吕斯定律"所提及的神经元损伤相似。坎农-罗森布吕斯定律指出："一连串的神经元中，其中一个神经元损伤，会引起其支配区域的过敏现象。"在软组织疼痛的诠释中，神经元的损伤存在狭隘性。

在神经肌肉调节中，神经元、丘脑、小脑或大脑皮质受到异常刺激都会引起其感觉神经分布区域的感觉过敏或运动神经支配区域的肌肉张力增高的现象。神经元的异常刺激往往是神经元周围的软组织炎症或异常力的影响，或神经元发出的感觉神经受到异常刺激引起的神经元敏感度增高。使该神经元的所有感觉区域敏感度增高或出现疼痛，所有运动支配区域肌肉处于应激的高张力状态。

颈椎中下段软组织损害刺激脊神经后支的感觉神经，导致颈部疼痛和肌肉紧张的同时，出现肩、臂、手的疼痛和肌肉紧张，穿行于紧张肌肉中的神经受到紧张肌肉软性挤压，出现不同程度、不同部位的手麻。通过对脊神经后支的针刺刺激使感觉神经敏感度下降，肩、臂、手的症状自然消失。其他脊柱节段存在与颈椎相似的情况，脊柱段的软组织损害对躯干、内脏和四肢的功能产生影响。华佗夹脊穴或膀胱经腧穴的刺激正好在脊柱段的感觉神经支周围，针刺调节这些区域的感受器，对改善神经元、丘脑、小脑及大脑皮质的感知功能有积极意义。

长期精神过度紧张，中枢的过度兴奋导致全身肌肉出现紧张状态，长期肌肉紧张就会产生软组织损害，表现为全身疼痛，随情绪变化而变化，形成躯体化心理功能障碍，类似于纤维肌痛症。通过对能影响大脑皮质功能区的部位进行刺激，或进行深入的心理治疗，症状会明显减轻或消失。从一个角度体现"诸痛痒疮皆属于心"的论述。

广泛的筋膜层炎症影响感受器的感知，对自主神经系统造成多元刺激，容易引起中枢敏化，出现莫名的疼痛和失眠。

神经肌肉调节以神经系统的兴奋异常导致的肌肉张力增高为主，限于肌肉本身没有软框架结构改变的人群，通过各种方法改变神经系统的兴奋性，使肌肉恢复原有张力状态，从而消除症状，属于调神的层面，常规的穴位针灸及手法刺激属于这个层面的作用。一旦肌肉的空间软框架结构发生改变，属于经筋层面，并非肌肉痉挛引起，则对肌肉张力的干预就显得力不从心。

（二）机械肌肉调节

机械肌肉调节表现为同水平力学拮抗形式或失代偿后力学拮抗的延续。人体为了维持骨性结构的稳定或运动平衡的正常，需要不同运动功能组肌肉的协调收缩。当某一部分肌肉出现黏弹性紧张造成其附着的骨骼产生异常拉力时，与其存在拮抗作用的肌肉就会增加收缩力抵消这一异常力。当拮抗肌不能拮抗异常力时，骨骼会产生空间位移，骨骼的理想框架支撑消失，身体重心发生偏移，失去双脚形成的支持面，需要其他部位的形态改变来纠正重心，更多的肌肉参与骨骼框架的稳定维持。更多离病损部位远的软组织出现症状。如，耻骨结节附着的内收肌黏弹性紧张缩短，坐骨结节上附着的伸髋肌肉不能拮抗这种异常拉力时，牵拉骨盆前旋，身体重心随之前移，需要屈膝或增加腰脊柱曲度来纠正重心，这样就增加了膝关节周围附着肌肉或竖脊肌的张力负荷，继续向两端波及，形成远离耻骨结节的主诉疼痛。

另外，人体缓冲结构的炎性刺激同样可以改变骨骼的理想框架结构。因疼痛性避让的出现，本应缓冲力的结构不能完成缓冲作用，需要改变力传导的方向，骨骼的运动轨迹就会发生变化，肌肉的动力稳定及韧带的限制稳定应用增多，出现疼痛。同时，由于一个部位的运动轨迹改变需要其他部位的代偿应用，出现远端失代偿的疼痛现象。如髌下脂肪垫损害需要微屈膝关节以减小压力，屈髋、屈踝代偿随之出现，大腿痛、足踝痛等自然发生。

三、人体运动功能概括

人体的运动功能大体包括：整体的前屈、后伸、左右侧弯、旋转、站立、行走、坐、卧及上肢运动这几个基本姿势。

（一）整体前屈

整体前屈动作包括：颈脊柱前屈、胸脊柱前屈、腰脊柱前屈、骨盆前倾这几个分动作。任何一个部位的前屈角度不够，就会引起其他部位的过度前屈代偿。如腰部竖脊肌张力增加，弯腰时出现骨盆过度旋转及胸脊柱段过度前屈。前屈动作拉伸足太阳膀胱经，寒则收引、热则弛张，受寒的区域出现收引、紧张的情况，弯曲角度范围缩小；在热力的作用下，脊柱节段的弯曲角度恢复正常，就会逐渐舒展开来。

（二）整体后伸

整体后伸动作包括：颈脊柱后伸、腰脊柱后伸、骨盆后倾、膝关节屈曲这几个分动作。任何部位后伸角度受到限制，整体后伸就会受到影响，代偿最多的是膝踝联动。后伸过程中，关节突关节软组织无菌性炎症因挤压刺激限制关节突关节闭合，或躯干前部的腹直肌、内收肌损害，不能有效拉伸，整体后伸功能就会受到影响，出现后伸动作代偿。

（三）整体侧弯

整体侧弯包括：颈脊柱侧弯、胸脊柱侧弯、腰脊柱侧弯、骨盆侧倾这几个分动作。任何一个节段功能障碍都会增加其他节段的代偿，如关节突关节的无菌性炎症影响关节叠加，及拉伸侧的软组织损害影响拉伸，影响侧弯脊柱的角度范围。为了完成更多的侧弯角度，脊柱或骨盆会发生旋转。足少阳经或少阴经在此过程中发挥枢机的转化作用。

（四）整体旋转

整体旋转包括：颈脊柱旋转、胸脊柱旋转、腰脊柱旋转、骨盆旋移、膝踝关节旋转及上肢的旋转这几个分动作。单独发挥某个节段的旋转作用时，其他节段需要作出旋转控制，如转动头部的动作需要颈部以下固定，腹内外斜肌发挥躯干控制作用。如果是站立位，下肢的肌肉同样会参与到旋转控制中来。当旋转控制部分存在软组织损害时，旋转节段发生矛盾运动，出现症状。如腹外斜肌损害后头部旋转时，颈胸交界处软组织发生过度紧张的反向旋转，关节突关节受压增多，出现颈部深层疼痛。

（五）自然站立

站立时包括：腰、臀、膝、踝、颈、背、胸部肌肉克服重力及彼此之间力量平衡的调节过程，单纯的躯干后部肌肉做功很难维持脊柱的矢状面曲度，需要脊柱前部的肌肉协调。如：膈肌和腰大肌共同作用使胸腰结合处形成向前合力，与竖脊肌一同维持腰脊柱段的曲度和稳定性。腰大肌外上方为肾脏，使足少阴肾经有了解剖基础。足太阳膀胱经与足少阴肾经的阴阳平衡关系也得到了体现。

（六）行走

行走体现了腰、臀及大腿根部肌肉的分工与协调，以及躯干上部各部位肌肉对抗重力作用的有序舒缩。良好的行走需要人体左右的骨骼形态、结构对称，肌肉力量、预兴奋速度、收缩速度对称，这样才能步长、步速一致，如果一侧骨骼或软组织影响了左右平衡关系，另一侧骨、关节、软组织会因过度应用而出现症状，治疗上需要左病治右、右病治左，形成针刺过程中左右巨刺的理论基础。

（七）坐

坐位时以腰部结合躯干上部各部位肌肉运动为主，臀部在不正确坐姿时起到克服重力的协调作用。臀部肌肉对骨盆位置控制不良，腰部出现异常应力，就会出现久坐腰痛，腰部肌肉不能良好地控制躯干，就会出现臀部的过度应用，出现臀腿痛。

（八）卧

卧位体现了身体各部位放松以后的状态，如有症状出现，说明此部位内压力没有解除。

（九）上肢运动

上肢运动则以肩、臂、手动作为主，超过其正常能力范围时会有脊柱、腰臀部动作以补偿上肢动作的不足。其中任何一个动作受限，都会有其他部位动作的代偿。一个部位软组织损害，同水平的拮抗肌就会兴奋拮抗。如耻骨结节的长短收肌慢性损害缩短，坐骨结节的大收肌后束、腘绳肌就会兴奋，出现大腿后侧拉紧、直腿抬高角度降低的现象。

第五节　病态平衡打破后症状频出

病态平衡是一个人体自身平衡调节的过程，通过自身强大的调节能力维护人体结构的稳定，因此付出了肌肉的过度应用，骨骼的不正常承载。随着肌肉疲劳的出现，不能继续拮抗损害缩短的软组织时，骨骼的空间位移出现。当然这种位移不会很多，因为肌肉自身长度的缩短不会很多。骨骼的空间位移使人体重力传递的骨性传递作用消失，需要关节周围附着的软组织进行骨性框架结构稳定的维持。不单纯是损害肌肉的拮抗肌在工作，更多维持关节稳定的肌肉都参与其中。人体的骨关节系统支撑存在联动特点，即一个关节发生位置改变，相邻的或更远端的关节都会参与其中。如，膝关节的屈曲会有屈髋和屈踝的出现，这种变化会向远端播散，即屈膝动作可以影响头部的空间位置变化。

骨骼空间位置的改变导致其受力异常，骨是沿着力的方向生长的。随着异常应力的出现，骨骼发生形变，出现骨质增生。这是久病影响先天的表现，单纯的培补肾气很难达到持久稳定的效果，需要去除影响肾气的因素。骨质增生的两个作用是：一是增加软组织附着面积，二是增加骨性力学传递的稳定性。有时骨质增生会挤压其周围通过的血管神经。如椎间孔的变小增加神经根的摩擦和挤压，影响神经根的功能。

关节联动的发生使更多的肌肉参与维持人体力学平衡，产生多部位代偿的现象。失代偿的后果就是各种症状频出，如：

一、跗骨窦脂肪垫对人体的影响

跗骨窦脂肪垫为距下关节的力学缓冲结构，出现无菌性炎症后，因疼痛避让而后移、内旋距骨增加跗骨窦空间，距骨内旋带动舟骨内移，打开楔骨关节的稳定结构，使足弓下沉，足底跖腱膜和足屈肌应用增多，足跟痛或足心痛都会出现。距骨后移、内旋引起小腿前内侧倾斜伴内旋转，股骨内旋拉动耻骨结节附着的内收肌，骨盆前旋带动躯干上部重心前移，腰脊柱段前突，胸脊柱段后突，颈脊柱段曲度增加，颈前交感链拉紧。

跗骨窦为足少阳胆经丘墟位置，除胆经本经出现颈项痛、胁痛、下肢痿痹、外踝肿外，瘀阻经络波及其脏，足厥阴肝经收引，骨盆前旋拉长腹直肌和腹外斜肌。腹直肌拉紧增加腹内压，胃脘胀满、食欲不振、少腹疼痛。腹外斜肌拉紧，肋胁满闷；胸廓下移，吸气不足，常太息。肝气旺盛必侮其母，足少阴肾经受损而尿频，波及足太阳膀胱经，腰背拘紧而酸痛，肾阳损耗而背沉。腹肌对胸廓的下拉力增加造成颈前牵拉增多而咽喉紧、舌强、口苦、咽干。头颈后伸刺激颈上神经节诱发颅内血管痉挛而头晕、目眩。颈后伸肌肉收缩，增加枕额肌应用，帽状腱膜拉紧刺激头顶感受器而颠顶痛。这是一个胆经波及肝经，出现系列变化的过程。

二、髌下脂肪垫对人体的影响

髌下脂肪垫分布有内外膝眼和犊鼻穴，犊鼻穴为足阳明胃经所过之处，膝关节屈伸运动的缓冲结构，出现无菌性炎症后，需要微屈膝关节增加髌下脂肪垫所占空间。经气在髌下通过受阻会出现很多临床症状。

膝关节微屈需要股四头肌持续兴奋维持关节抗重力稳定，使髌股关节压力增加，运动摩擦力增加，滑液分泌增多。因膝关节周围肌肉张力增高，静脉回流减慢，滑液吸收障碍，出现膝关节积液或腘窝囊肿。足阳明胃经为多气多血之经，髌下损害使气血留于空窍，发为水肿，出现膝关节积液。

股四头肌过度应用出现大腿前侧痛。足阳明胃经行于大腿前侧，髌下瘀阻经气，出现大腿前侧胀痛。

屈膝伴随出现屈踝，背屈踝部的小腿前群肌应用，出现小腿前侧痛麻、小腿前皮肤脱毛、踝前痛、足背及中间三个脚趾麻。经气郁阻于髌下，其下游气血缺乏，麻木、脱毛自然出现。

小腿三头肌在屈踝支撑时过度应用，小腿后侧痛、胀，胫神经受压的小腿后下及足底麻。腓肠肌的屈膝作用增加股四头肌的站立负荷，腘绳肌兴奋收缩与腓肠肌形成合力伸膝，大腿后侧痛。屈膝的屈髋联动，腰脊柱过度前突引起腰痛。泻腘窝及小腿后侧浮络血液可降低膝关节周围静脉压力，增加动脉血液供应，短时间改善膝关节血液循环，增加下肢支撑稳定性，降低腰部肌肉紧张代偿，对腰痛有治疗作用。故有"会阴之脉，令人腰痛，痛上漯漯然汗出，汗干令人欲饮，饮已欲走，刺直阳之脉上三痏……视盛者出血"。

三、耻骨肌肉附着对人体的影响

耻骨结节、耻骨上下支软组织附着处损害，牵拉骨盆前旋，骶骨上翘，骶尾部软组织牵拉增多，阴部神经受到刺激，出现会阴及生殖器症状，出现尿频、痛经、性交痛等。骨盆前旋带动躯干上部重心前移，脊柱段反张纠正重心，腰脊柱段前突曲度加大，腰部深层关节突关节压力增加，关节突关节挤压研磨增多，滑囊积液水肿，多裂肌、回旋肌旋转后负荷增加，炎性物质刺激脊神经后支，出现腰痛。胸脊柱随腰脊柱段曲度增加而增加，胸脊柱段后突，拉紧棘上韧带和棘间韧带，棘突痛出现。胸脊柱段曲度增加导致其两侧竖脊肌拉长，后负荷增加，产生背部沉痛。颈脊柱段曲度随胸脊柱段曲度增加而增加，早期浅层肌肉应用增多，颈痛。深层关节突关节压力增加，产生与腰脊柱段曲度改变相同的变化过程。颈部关节突关节出现炎症后，需要释放深层压力以降低疼痛刺激，颈脊柱段曲度逐渐缩小变直，需要增加头颈前间隙及颈胸脊柱段夹角来抬起头部，颈前拉力增加，咽干、咽痛。颈前交感神经受到牵拉刺激，出现头晕、眼花、飞蚊症、血压波动。

耻骨结节、耻骨上下支为足三阴经所过之处，肝经绕阴器，入小腹，过横膈，沿喉咙后壁入鼻咽，系目，出前额而独上颠顶会于督脉，出现阴缩不举而性冷淡、小腹痛、膈下满、口苦咽干、眼花、前额头顶痛；肝经瘀疾，波及肾经，出现诸风掉眩、肝阳上亢及腰背酸痛等症状；肾经通脊柱，过横膈，入肺中而上挟咽喉，肾经瘀阻则喘息、咽喉肿痛、扁桃体炎。脾经入腹，过横膈，挟食管，系舌根而散舌下，脾经瘀阻则食欲不振、吞咽缓慢、舌部溃疡。

四、单侧大腿内收肌群对人体的影响

单侧大腿根部整体软组织损害，牵拉耻、坐骨引起骨盆内侧倾，髂骨翼翘起。臀后、臀旁软组织拮抗增多，臀腿痛出现。卧位时，脊柱曲度纠正，损害侧腿变长。同侧腰部弯曲纠正中心偏斜，腰痛。双侧大腿根部整体软组织损害，骨盆前旋，出现与耻骨结节、耻骨上下支损害相同的症状特点，同时骨盆周围相互拮抗的力增多，下肢在行走过程中僵硬、不协调。大腿根部为三阴经所过之处，三阴同病，波及三阳。

五、臀旁侧软组织对人体的影响

臀旁侧软组织损害，牵拉髂骨外缘使骨盆外侧倾，卧位时脊柱曲度纠正，患侧腿变短。臀大肌及臀深部六块小肌肉拮抗臀小肌对股骨大转子的前外侧牵拉，使坐骨神经出骨盆处压力增加，坐骨神经痛、麻出现。因坐骨神经的解剖特点，腓总神经受压程度大，炎性刺激出现小腿外侧痛。腰 4 以上脊柱对侧弯曲以纠正骨盆侧倾，对侧竖脊肌应用增多，出现损害性炎症，刺激脊神经后支，引起对侧腰臀腿痛。伴随腰脊柱段的对侧弯曲，胸脊柱段同侧弯曲纠正重心，胸段竖脊肌增高。头向同侧偏以纠正侧倾的头部位置，乳突附着肌肉拉力增加，乳突骨面压力增加，影响乳突内静脉回流，乳突水肿、高压，刺激面神经和镫骨肌神经，耳后痛、面瘫、耳鸣、偏头痛出现。

足少阳胆经起于外眦，经耳前上额角，往返耳颞部，循颞线至乳突后方，发出支脉，自耳后入耳中，出耳前至外眦；乳突后方经脉沿颈下行于颈侧，至第七颈椎后向外，绕肩过胸至腋下前，沿侧胸部经胁部反折至髋前，入髋，沿大腿外侧经腓骨，出外踝至足背外侧；另一支脉自外眦下行，环绕面颊后，经颈部入胸中，过横膈，络肝属胆，沿胁肋内侧下行，出腹股沟动脉处，经外阴入髋。胆经循颞入耳、反折颈侧、绕肩过胸、迂回胁肋的循行正好是臀旁侧损害引起症状的部位。同侧颈部深层压力增加，脊神经后支受到炎症刺激，反馈引起臂丛神经症状，颈痛、肩痛、肩部活动功能障碍，上肢痛麻、手麻出现。足少阳胆经在颈部往返及绕肩过胸的特点对手部六经产生影响，出现臀旁侧损害引起的上肢症状。

六、腰骶后部肌肉对人体的影响

腰骶后部竖脊肌损害，牵拉腰脊柱段使腰脊柱段曲度增加，腰部深层关节突关节压力增加，积液水肿，多裂肌、回旋肌应用增多，深层肌肉劳损出现。椎体间后缘压力增加，纤维环受损，为弯腰持重造成腰椎间盘突出创造条件。各种腰部变化产生无菌性炎症刺激脊神经后支引起腰痛。

腰脊柱段曲度增加，牵拉椎体前方的腰交感链，交感神经节受到刺激引起下肢冷。不同节段的刺激引起不同部位的下肢冷。当腰交感链受到过度牵拉时，交感神经节功能受损，不能正常工作，也会出现下肢发热，如腰4腰5或腰5骶1间的相对滑脱，会引起顽固的足部发热。

竖脊肌牵拉使骨盆后缘上升，躯干上部重心后移，屈髋、屈膝纠正重心，臀痛、腿痛、膝痛。腰部深层压力增加，炎性软组织刺激脊神经后支，引起腰、臀、腿痛和下肢肌肉张力异常，容易出现运动过程中的膝扭伤和足踝扭伤。

胸腰段前突增多，对应交感链牵拉兴奋，胃肠道动脉痉挛，胃寒冷、疼痛；胃肠道壁血液供应减少，动力减弱，食欲不振，寒性便秘；与食糜间屏障减弱，出现慢性胃炎、胃溃疡；肠道运动减慢，吸收能力不足，大便黏稠。

腰骶后部为足太阳膀胱经所过之处，足太阳膀胱经起于内眦，上额，会颠顶，支脉入颞部，主脉入里络脑，出脑分两支沿脊柱两侧下行，经腰臀及大腿后侧，会于腘窝，下行小腿后侧至外踝后，出外踝至足背外侧。腰骶后部软组织损害阻遏足太阳经，头颈、背、腰部症状就会表现出来。

在表之足太阳经影响了在里的足少阴经，即大腿后侧的内外拮抗关系，足少阴经不足，影响先后天关系足太阴经，足太阴经受到影响，自然出现胃寒、水谷运化不利的状态。究其本需治疗足太阳经。

胸脊柱段后突曲度增加，棘上韧带、棘间韧带被动牵拉，引起棘突痛。棘突两侧竖脊肌过度应用劳损，刺激脊神经后支引起背部沉紧、疼痛。胸脊柱段交感链放松，副交感神经相对兴奋，胸腔闷热、后背如浇热水感。

颈脊柱段曲度增加，颈部浅层肌肉应用增多，颈痛。颈深层关节突关节压力增加，研磨劳损，刺激脊神经后支，因疼痛性避让而颈椎强直。开大头颈前间隙和颈胸交界段曲度，颈前拉力增加，咽痛、咽紧缩感。咀嚼肌后负荷增加，劳损后出现牙齿易松动、偏头痛。颈脊柱段交感神经链受到牵拉，颈上神经节受到刺激，出现颅内和眼底动脉痉挛，表现为晕厥和飞蚊症。星状神经节牵拉刺激，心悸、眼花、鼻塞、头晕、半侧肢体无汗、失眠、血压波动等，出现心肾不交症状。颈前肩胛舌骨肌拉紧，颈内静脉压力增加，颅内血液回流减慢，大脑慢性缺氧，动脉压升高以改善脑缺氧的状态，血管内压力增加，渗出增多，脑组织慢性水肿。慢性缺氧加之慢性水肿，脑细胞加速凋亡，出现记忆力减退、反应能力减退的大脑功能退化现象。肩胛舌骨肌拉紧同时挤压甲状腺静脉和甲状旁腺，出现甲状腺缺氧及血液淤滞，易产生甲状腺炎症表现。甲状旁腺受压，影响钙代谢，易发生骨质疏松。上述现象正反映了腰为肾之府，肾主骨生髓，齿为骨之余的特点。肾气亏虚则脑髓减少，思维、记忆能力下降，牙齿摇动易脱落。

七、颈部对人体的影响

颈部软组织损害，现有浅层过度应用损害，出现颈部及枕后疼痛。浅层紧张造成颈部深层压力增加，关节突关节研磨损害，多裂肌、回旋肌负荷增加，颈部深层软组织损害逐渐形成。

单侧损害时，浅层损害时缩短患侧颈肩部距离，减少损害软组织牵拉，产生颈肩部紧束感及上肢后外侧不适感，与手太阳小肠经走行特点相似；深层损害，为减少关节突关节叠加挤压，开大损害侧关节突关节距离，颈椎弯向健侧。患侧软组织刺激脊神经后支，产生同神经元敏感反馈，表现为颈痛、肩、臂、手痛，患侧弯时加重症状，颈部深层强刺激推拿后，症状明显减轻或消失。同时因肩臂部肌肉张力增高，出现肩关节活动功能障碍，肩峰撞击症出现。如已有软组织损害存在，肩部疼痛会迅速加重。上肢肌张力增高，对通过的神经产生软性挤压，出现不同程度、不同部位的手麻现象。

颈部深层双侧损害，颈椎变直或反张以拉开关节突间的距离，减少炎性刺激的不适出现，头颈空间位置前移，上斜方肌悬吊点前移，肩外侧被动牵拉前移，圆肩出现。头后仰保持正直位置，开大头颈前间隙，颈上神经节受到牵拉，紧贴第一颈椎横突前方，容易受到运动的第一颈椎横突刺激，造成颅内动脉及眼底动脉痉挛、眩晕、晕厥或飞蚊症出现。头颈前移牵拉肩胛舌骨肌，颈内静脉及甲状腺静脉受压，颅内血液回流压力增加，动脉需要增加压力维持颅内氧供应，血压逐渐升高，如果身体其他部位的软组织张力正常，则高血压为单纯收缩压升高。甲状腺静脉受压，甲状腺内血液循环异常，出现甲状腺囊肿、甲状腺炎、甲状腺结节等异常代谢变化。甲状旁腺受压，影响钙代谢，出现骨质疏松。

八、肩部软组织对人体的影响

肩部软组织损害可分为冈上损害、冈下损害、肩峰损害和肩外侧损害。

冈上损害以冈上肌损害为主，同时还会有肩胛提肌损害和中斜方肌损害。冈上肌损害出现冈上窝痛、肩外侧痛。肩胛提肌损害出现肩胛内上角痛、枕颈部疼痛和枕后痛。中斜方肌损害出现肩部沉重感、颈肩结合部疼痛。

冈下软组织损害，肱骨内收力增加，上肢外展牵拉肩胛骨增多，肩胛骨过度外旋。维护肩胛骨稳定性的肩胛提肌、大小菱形肌、斜方肌、胸小肌被动牵拉增多。

肩胛提肌牵拉损害，肩胛内上角痛、枕颈部侧方痛、枕后痛。颈1～4的脊神经后支受到刺激，副神经兴奋性增强，其支配的胸锁乳突肌、上斜方肌张力增高。

大小菱形肌牵拉损害，肩胛间区痛。左侧大小菱形肌损害牵拉棘突引起相应节段椎体旋转，刺激颈胸段交感神经链，出现心律失常。左侧冈下肌损害引起菱形肌张力增加，可诱发心律失常，体现了手太阳小肠经与手少阴心经的表里关系。同时心脏支架后容易出现左肩部疼痛伴功能障碍也印证了小肠经与心经的表里关系。

胸小肌牵拉损害，喙突下移，挤压臂丛神经及血管，出现手麻、手肿等症状。手麻在上肢高举时加重。胸大肌内旋肱骨拮抗冈下肌的肱骨外旋作用，胸壁筋膜紧张，乳腺悬吊韧带缩短，乳腺导管迂曲，乳腺小叶内分泌物淤阻，刺激乳腺小叶引起小叶增生。

背阔肌对冈下肌的肱骨旋转拮抗引起肩外侧后下移动，锁骨下沉挤压锁骨下动静脉和臂丛神经，出现手麻、手肿。高举上肢会减轻症状。肩外侧的后移引起胸腰段的脊柱反向旋转纠正，此处对应腰神经丛。刺激腰神经丛，引发臀腿症状。体现了手三阳经对下肢六经的影响。

肩峰上斜方肌附着处损害多继发于冈下损害的抬肩功能障碍，出现颈肩结合处疼痛、枕后痛、肩锁关节痛。抬肩的过度应用引起锁骨的躯干支点过度研磨，出现胸锁关节炎。这是手太阳经通过手少阳经向手阳明经的转化及手阳明经向足阳明经的流注过程。

九、肘外侧软组织对人体的影响

肘外侧软组织损害，主要涉及旋后肌和前臂伸肌群附着部分。前臂的旋后能力减退，需要腕部旋后代偿，桡骨茎突研磨增多，出现桡骨茎突痛。拇长展肌、拇短伸肌、示指伸肌应用增多，桡腕腱鞘研磨水肿发炎，出现卡压、疼痛。拇指腕掌关节压力增加，研磨水肿，关节疼痛。示指牵拉增多，示指掌指关节疼痛。桡骨茎突研磨增多，桡骨茎突痛。旋后肌张力增高，挤压桡神经深支，桡侧腕长伸肌张力增高，挤压桡神经浅支，均可引起桡神经分布区症状。旋后肌损害，肱二头肌代偿前臂旋转动作，出现喙突痛、肱骨结节间沟疼痛。上肢外展、后伸时，肩前痛。

十、肘内侧软组织对人体的影响

肘内侧损害，主要涉及旋前圆肌和前臂屈肌群附着部分。前臂旋前能力减退，腕部旋前代偿，尺骨茎突研磨增多，出现尺骨茎突痛。

尺侧腕屈肌紧张挤压尺神经，出现尺神经分布区麻。旋前圆肌张力增高，挤压刺激正中神经深支，指屈肌紧张，腕管摩擦增多，正中神经受压，出现腕管综合征。手少阴心经影响手厥阴心包经。

十一、胸部软组织对人体的影响

胸部软组织损害，肋间隙开大受限，胸部紧迫感。胸大肌牵拉肱骨内旋，放松背阔肌张力，竖脊肌后鞘约束力下降，竖脊肌收缩力下降，躯干上部控制力减小，重心前移，屈膝、屈踝纠正重心，出现膝痛、踝前痛、跖趾关节痛等症状。正好与足阳明胃经的流注方向及分布范围一致。

十二、腹内外斜肌对人体的影响

髂骨边缘腹肌附着处损害，主要涉及腹外斜肌、腹内斜肌和腹横肌。腹内外斜肌是躯干旋转的重要肌肉，出现损害后，需要多裂肌、回旋肌代偿躯干的旋转动作，造成关节突压力增加，反复地挤压研磨形成无菌性炎症，出现翻身腰痛的情况。同时腹内外斜肌对胸廓下缘的牵拉使肺吸气末容积变小，出现频繁深吸气拉伸腹壁肌肉的动作。腹外斜肌整体作用为控制胸廓与骨盆上缘之间的距离，并且在躯干直立时，腹外斜肌与第三腰椎在同一冠状面上。当各种原因引起腰脊柱过度前凸，第三腰椎移到两侧腹外斜肌通过的冠状面之前，则腹外斜肌收缩表现出增加躯干后伸力量的特点；当各种原因引起腰脊柱段变直，第三腰椎移到腹外斜肌通过的冠状面之后，则腹外斜肌收缩表现出增加躯干前屈力量的特点。在躯干上部前后移动的过程中，腹外斜肌对躯干的作用表现出前后摇摆不定的现象，反映了足少阳胆经枢机的特点，既可转太阳，又可转阳明，使脊柱在前后摇摆的过程中出现交感神经兴奋与抑制交互的现象，形成寒热往来。腹外斜肌上连肋骨两侧，出现损害时，表现为胁肋满痛。腹横肌损害，敏感度增高，脂肪堆积降低敏感度，逐渐增厚，形成腹型肥胖。

十三、耻骨联合上缘软组织对人体的影响

耻骨联合上缘软组织损害，主要涉及腹外斜肌腱膜、锥状肌、腹直肌。肌腹部损害增加肌梭兴奋性，对内收肌群和胸廓下缘牵拉增多，引起内收肌群张力增高和胸廓悬吊负荷增加。腹直肌耻骨附着点损害后，不能形成正常的下拉力，胃的外部约束力下降，容纳性增加，发病之初，食欲好，超过胃的推动消化能力，出现食后饱胀感，随着时间延长，胃功能下降，出现胃脘胀满、食欲不振等；月经来潮前需要子宫螺旋动脉收缩，剥脱子宫内膜，这种效应会增加盆腔周围的小动脉收缩，使本身有软组织损害的部位表现出疼痛，腹直肌损害后，出现小腹痛、痛经。腹直肌耻骨联合附着处无菌性炎症刺激腱梭，引起与之有拮抗功能的内收肌群张力增高，出现大腿内侧疼痛、会阴痛、性交痛、膝内侧痛、月经不调。胸廓悬吊负荷增加，胸锁乳突肌、前中斜角肌张力增高，枕后痛、上肢麻。锥状肌对腹外斜肌有张力启动作用。针刺曲骨能放松腹壁肌肉。耻骨联合上缘为任脉、冲脉、足阴经汇聚通过之处，耻骨联合上缘的治疗对于上述经脉所主疾病有治疗作用。

十四、项平面软组织对人体的影响

项平面软组织损害，主要涉及项韧带、上斜方肌、头夹肌、头半棘肌、头上斜肌、二腹肌后腹、头后大直肌、头后小直肌。损害后刺激脊神经后支出现颈痛，刺激枕大神经出现头痛。因附着处损害，不能良好拉起头颅，需要颈胸交界处的过度代偿，星状神经节受到过度牵拉刺激，出现心悸、气短、头晕、眼花、耳鸣、鼻塞、口腔溃疡等症状。项平面为督脉与诸阳经汇聚通过之处，对于上述经脉所主疾病有治疗作用。

第二章 针刺的物质基础

针刺作用于人体，必然存在作用的物质基础。人体是实实在在的物质构成的，实质只有一个，病理真相只有一个，不同的语言理论只是认识真相实质的描述而已。不同语言理论对真相的认识深度不同，接近真相的程度也不一样。西方医学研究软组织对人体结构的影响，容易理解，但过于精细的结构研究使灵动的活体面目全非，对人体整体观的认识存在不足。中医研究讲气血、阴阳、经络通畅与否，通则不痛，痛则不通，但古典的气血思维没有具体物质基础的依附，使现代人在引经据典的同时，很难有超越。中西理论不同，但人是相同的，无论古今、中外。所以，能够表达针刺作用的物质基础成为沟通中西内外的重要环节。用东方思想整合西方医学的细微物质研究，使中西汇通，将对人体产生新的认识。

第一节 针刺感知与反馈

经络、穴位的研究持续了很多年，致力于此的医学家们皓首穷经，始终不能找到经络的物质基础。"穴"为深陷之处，在人体表可以摸到的深陷部位多为肌肉间隙，是血管、神经最容易通过的地方，也是感受器较集中的部位。在穴位研究的过程中，发现很多有意义的结构，如穴位的部位感受器和游离神经末梢密度大于不是穴位的部位。感受器和游离神经末梢的分布特点在针刺操作时起到重要感知反馈作用，针刺过程中的酸、胀、重、麻不正是感觉系统所感知的吗？既然感受器和游离神经末梢是感觉终端，那么集中的感受器和游离神经末梢就是反馈内外环境信息的重要结构。

人体的宏观调控存在功能系统和结构系统。功能系统是具有相同或相似功能的区域或部位的总和，结构系统是血管、神经、器官等有形结构综合支配和营养供应的区域。同一条经络的感受器和游离神经末梢可能具有相同的反馈神经元或大脑皮质反射区，会产生相似或相同的作用，是功能系统。就像卫生系统一样，由国家到地方，每级都有自己的卫生机构，每级卫生机构的行政权限又归这一级政府，是结构系统，平时看不到各级卫生机构之间的隶属关系，当重大卫生事件出现时，则会表现出各级卫生机构之间的明显职能隶属关系。交通系统、政法系统等也是一样的。结合人体想想，是不是像感觉系统一样，每个部位的感知分属不同的神经，每条神经都有不同的功能，但不同部位或不同症状出现时，神经归属可能是同一神经元，更可能是同一大脑皮质。我们看到的临床症状不一定是局部问题表现出来的，更可能是同一功能单位的其他部位问题反馈而来的，找到引起现有症状的原因，应该属于治本的治疗方式了。根据反馈干预程度的不同，选取不同的穴位刺激，又会产生不同的干预效果。针刺反馈的同源效应通过经络的形式表达出来，更容易为学习者所理解。

针刺作用的产生既有功能系统的反馈，又有结构系统的反馈，功能系统反馈产生整个作用部位的功能调节，是调神的过程；结构系统反馈产生局部功能调节或结构调节，单纯的感知刺激可以调节局部的功能，改变结构的刺激对功能和结构都有影响。

人体的感觉大致分为四类：非意识性本体感觉；意识性本体感觉、位置觉、振动觉、两点辨别觉和精细触觉；粗感觉和压觉；痛觉和温度觉。

本体感觉是指内脏、骨骼、肌、腱、关节等器官、组织本身在不同状态时感受器产生的感知。肌梭、腱梭、关节感受器为运动系统重要的本体感觉反馈结构。肌梭、腱梭对维持肌肉张力调节有重要作用，在后面章节单独叙述。

关节感受器为非意识性本体感觉，可以分为四种类型。

Ⅰ型：位于关节囊内，分布于四肢关节、脊柱关节和颞下颌关节等处，可以感受关节静止时的位置，关节内压力变化，关节运动的方向、速度和振动的变化。可以反馈性引起对位不正常的关节周围肌肉过度兴奋和关节内压力增加的关节腔滑液分泌增加。

Ⅱ型：位于关节囊内，分布于四肢关节，颞下颌关节和喉部的软骨关节也有分布，为关节的动态感受器，仅仅感受关节的动态变化。关节运动轨迹异常时，出现关节周围肌肉异常兴奋。

Ⅲ型：位于关节韧带内，但不存在于脊柱的纵韧带和棘突间韧带，主要感受韧带的牵张运动。在韧带受到过度牵张时，反馈引起肌肉兴奋。

Ⅳ型：呈神经丛或网络状分布于关节的各个部位，构成关节的痛觉感受系统，接受直接机械和化学刺激。在关节出现过度力学刺激或无菌性炎症刺激时，反馈引起减少疼痛的避让动作，并将刺激反馈给大脑皮质，产生意识感知的疼痛。

正常的膝关节半月板、颞下颌关节盘、椎间盘内缺乏Ⅳ型感受器，滑膜囊内表面也不包含痛觉纤维，所以这些部位的损害不会产生疼痛症状。如膝关节积液患者，不进行膝关节活动时只表现出胀感，在运动过度牵拉关节囊后才表现出明显疼痛。不过，随着损害时间的延长，游离神经末梢会逐渐长入损害区域，出现慢性不适后的疼痛突发。关节感受器接受的刺激经相应的关节神经传导至中枢，支配关节的神经与血管伴行。关节是中医学里的机关，宗筋主束骨而利机关，说明机关不利与宗筋有关，宗筋结聚于耻骨上下，临床治疗中发现很多关节运动功能不良与此有关，在软组织疼痛的治疗中经常用到。

意识性本体感觉上传至大脑，非意识性本体感觉上传至小脑。意识活动和非意识活动可以同时存在，也可以自由切换，意识活动由大脑皮质产生和控制，当大脑皮质进行其他高级活动时，小脑对身体部分活动进行感知，并发出纤维调控这部分活动，但小脑不能产生运动，只能控制和调整身体的活动能力，从而维持人体的正常活动和功能。如开车的司机在与乘客说话时，不会因为说话而停车，边说边驾驶汽车，在有紧急情况时，又会迅速做出反应。边说边开车是小脑非意识活动控制驾驶，遇到紧急情况又会迅速转换为大脑控制。针刺的感觉是上传至大脑的，没有上传大脑就不会有感知，通过大脑皮质的兴奋调整干预小脑的运动协调性，也就是运动模式，正常的运动模式是最少耗能、最少劳损的。

皮肤感觉包含温、痛、触、压、振动和两点辨别觉。这些感受器基本分布于真皮层。包括帕奇尼小体、迈斯纳小体、麦尔克小体、鲁菲尼小体、游离神经末梢等。这些感受器是针刺调神的物质基础，通过不同的刺法或手法刺激，使不同的感受器产生反馈，出现不同的治疗效果。

帕奇尼小体又称"环层小体"，为深触觉和振动觉感受器，专门用于振动和压力的感知，帕奇尼小体变形时打开钠离子通道，产生感觉反馈。帕奇尼小体存在快速适应性，对大而快的刺激敏感。如刮痧、强刺激推拿等动作都能激活帕奇尼小体，针刺后的弹针、刮针动作能刺激帕奇尼小体。

迈斯纳小体又称"触觉小体"，为触觉、振动觉感受器，为皮肤最表层受体，存在快速适应的特点，对衣服的感觉属于此类型。穿上衣服的瞬间可以感知衣服的存在，但很快就消失的感觉。提高意识控制时，又会感觉到衣服的存在。膏药类的皮肤接触刺激、皮内针、梅花针的皮肤浅刺激对于迈斯纳小体有激活作用。

麦尔克小体为表皮触摸感受器，位于表皮基底的无毛皮肤和毛囊中。感受阈小、敏感度高。同等程度的持续刺激，感知敏感度消失慢。对两点辨别有明显作用。皮内针的作用部位与此有关。

鲁菲尼小体又称"球状小体"，专门用于深层压力感知和皮肤伸展，缓慢适应受体，同等程度的持续刺激，感知敏感度消失慢，甚至不消失。强刺激推拿、鍉针按脉都能激活鲁菲尼小体。皮肤瘢痕后移动能力下降，引起运动模式改变造成的疼痛与此感受器激活有关。可以提拉瘢痕或通透皮下软组织层改善疼痛症状。

游离神经末梢存在多模态，专门用于深层压力感知和皮肤伸展，为缓慢适应受体，同等程度的持续刺激，感知敏感度消失慢，是疼痛的主要感知结构。游离神经末梢的可逆性损毁有利于疼痛反馈的中断，对疼痛性避让形成的异常运动模式有纠正作用。

骨膜、骨皮质、骨松质和骨髓中都有神经分布，交感神经和副交感神经分布于整个骨质和骨质内的小血管上，参与骨的代谢和重建。骨细胞本身就有力学感受器作用，在力学通过的地方，成骨细胞受到挤压或牵拉产生形变，成骨细胞激活并合成骨纤维，增强骨的力学角色作用。没有力学通过的地方，破骨细胞活跃，溶解吸收掉无力学作用的骨。正好与沃尔夫定律描述的骨骼变化相符。骨膜中有痛觉感受器分布，对于骨的牵拉、挤压、缺血或炎性物质刺激有良好的感知作用。通过骨膜刺激的方法可以增加骨纤维的合成，使骨代谢向成骨方向发展。骨膜张力增加，影响骨滋养静脉的回流，导致骨内压力增加，出现彻骨的酸胀不适感。当骨内压力进一步增加或骨滋养动脉受骨膜张力影响而血液供应减少时，出现寒至骨髓的透骨寒冷感，需要针刺放松骨膜张力，长针以取远痹。

消化系统由交感神经和副交感神经支配，还有一个肠神经系统参与了消化系统的感觉传导和运动支配功能，参与了肠道的蠕动反射。有时交感、副交感神经系统对肠神经系统产生明显影响。交感神经的兴奋性与同脊髓节段的感觉神经感知反馈有关，即感觉神经受到刺激会增加同节段交感神经的兴奋性，交感神经的过度兴奋会增加同节段感觉神经的感知敏感度。

胃肠道的感觉神经为主要分布于胃肠道的黏膜下神经丛和肠肌神经丛。迷走神经和脊神经分布于消化道平滑肌和黏膜上皮，部分脊神经还分布于浆膜和肠系膜附件等部位。迷走神经和脊神经共同参与消化系统的痛觉传导。消化系统的感受器包括机械感受器和化学感受器，对肠壁的牵拉和化学刺激灵敏感知。迷走神经感觉纤维上传脑干，脊神经感觉传导至相应节段脊髓后根神经节，再传入中枢。颈脊柱段曲度改变，头颈部夹角发生改变时，迷走神经在第一颈椎横突的摩擦刺激可诱发肠道兴奋，出现恶心、腹泻、腹痛等消化道症状。腰部脊神经后支受到无菌性炎症刺激可以引起肠道感觉异常，或出现腹部疼痛，同时由于肠道的敏感度增高，腹泻会时有发生。腰为肾之府，肾阳不足影响脾阳，肾虚引起的泄泻机制可能与此有关。机体为了减少敏感肠道运动的摩擦刺激，肠系膜脂肪堆积能有效降低肠道运动的相互摩擦，对腹型肥胖有推波助澜的作用。消除腰部软组织损害对腹型肥胖有治疗作用。

第二节　筋膜——力传递的重要结构

　　运动系统的筋膜由包绕肌细胞的肌内膜到包绕肌束的肌束膜，再到包绕整块肌肉的肌外膜，最后连接成包绕整个躯体的肌筋膜套，形成立体的筋膜软框架结构。筋膜是内环境稳定、力学缓冲和干细胞储备的场所，对于筋膜框架内的功能细胞有良好的保护作用。对于肌细胞，筋膜的被动拉伸在原始长度的 1.5 倍以内，正好符合肌小节的拉伸长度，肌小节拉伸超过原有长度的 1.5 倍，粗细肌丝相对分离，失去原有结构，不能再进行收缩运动。当肌肉出现拉伤时，多表现为肌肉骨骼附着部分的撕脱骨折或肌肉与肌腱之间的撕裂，很少出现肌肉内部的撕裂现象。

　　筋膜具有黏弹性的特点，在被动牵拉的力去掉后，能恢复到未牵拉前的形态，对于维持肌肉的整体形状有重要作用。在肌细胞收缩变短后，筋膜结构释放被牵拉形成的势能，使肌细胞恢复原有结构，为下一次收缩提供条件。在某种意义上讲，没有筋膜的肌肉是不能产生连续运动的。

　　筋膜在维持人体力学结构稳定和传递力学信息上具有重要作用。全身的筋膜形成力学张拉结构，一个动作的筋膜牵张会将力学信息传递给很远的部位，使附着于筋膜层的肌梭兴奋并产生牵张放射。筋膜的蠕变缩短增加了力学传递的敏感度，甚至在没有肌肉牵张时也会出现肌梭的牵拉，出现肌肉的过度紧张。通过对这部分蠕变缩短的筋膜的治疗，消除肌肉的过度紧张，是治疗肌痉挛的重要途径。在筋膜纤维交错处针刺有利于改变力学传递状态。

筋膜主要由胶原纤维构成，间杂少量弹性纤维。胶原纤维按一定顺序构成网状空间结构，围绕在成纤维细胞周围。胶原纤维的黏多糖携带大量水，储存于网状空间结构内，同时储存了大量的气体，在失去皮肤保护的筋膜层中可以看到大量气泡溢出。所以，古人在进行解剖研究时，会描述多气多血、少气少血、多气少血或少气多血的经络特点。淋巴细胞、巨噬细胞、肥大细胞、中性粒细胞等免疫细胞在胶原纤维形成的网状空间结构中自由穿行，形成体液免疫的监视系统。一旦出现异物侵入，组织细胞就会释放趋化因子，使免疫细胞快速移动到异物入侵部位，产生免疫反应。这是卫行脉外的物质表现形式。免疫细胞的营养供应来源于组织液，而组织液的代谢与微循环功能存在密切联系。当风寒侵袭或交感神经异常兴奋时，毛细血管收缩，皮下层微循环功能下降，散热能力降低，出现畏寒发热。长时间组织液代谢异常，免疫细胞的营养供应障碍，容易出现卫外不固的情况。胶原纤维网状空间结构的网眼大小直接影响免疫细胞的通过速度和是否能够通过，一旦出现免疫细胞不能通过的情况，免疫监视功能就会下降，出现免疫异常问题。如颈前部软组织牵拉增多，继发软组织损害影响咽喉部，即可出现慢性炎症。免疫监视低下是细胞突变增殖的重要条件，保护好胶原纤维的网状空间结构正常是预防的前提。

胶原纤维的合成受力学影响非常大。成纤维细胞在力的作用下产生形变，形变的成纤维细胞会增加胶原纤维的合成。胶原纤维释放到成纤维细胞周围，可以增加成纤维细胞的抗力学干扰作用。正常情况下，过多的胶原纤维可以被足够的水和较高的温度降解，良好的微循环可以创造这一条件。环境温度降低可明显影响皮下微循环，所以经常寒冷刺激直接影响皮下浅层胶原纤维降解。高强度的劳动使肌肉内的成纤维细胞受到过度牵拉，胶原纤维合成增多。长期累积性劳损是胶原纤维沉积老化的重要原因。胶原纤维的合成增加使彼此空间距离缩小，胶原发生交联老化，老化的胶原纤维是不能被水降解的，致使胶原纤维过度沉积，网状空间结构网眼变小，胶原纤维相对滑动减少，在挤压和牵拉时，形变减少，固缩变硬。此时打开胶原纤维的软框架需要介入打孔、高温降解或锐性切割。40℃以上的温度可以打开胶原纤维交联的三维结构，使胶原纤维降解变得容易。日常生活中，天气炎热，劳累后回家，打开空调舒服地睡一觉，醒来全身紧绷，这就是皮下浅筋膜内产生了过多的胶原，因低温减少体表血流，胶原纤维不能迅速降解，影响皮肤滑移和筋膜舒展。通过泡热水澡、桑拿浴、拔罐、刮痧等加速胶原纤维降解或筋膜拉伸消除症状。如果胶原纤维交联老化为多层性的，则外热治疗及浅筋膜治疗效果会大打折扣，需要深层介入治疗。

筋膜在约束肌肉的同时，还发挥着整体力学传递的作用，尤其是腱膜性筋膜结构。新鲜标本的大体解剖可以看到闪亮的胶原纤维束，与连接的肌肉走行方向一致（图 2-2-1），是肌肉的力学传递结构，同时，筋膜的张力增高也会激发肌肉的整体兴奋性。因为有部分肌梭连接的纤维束嵌入筋膜结构中，在筋膜张力增高时，拉动肌梭，产生牵张反射，肌肉出现预应激状态。

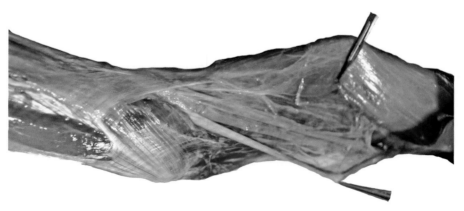

图 2-2-1　肌肉与包被的胶原纤维

筋膜在关节周围增厚形成关节囊韧带，保护关节正常活动的同时，对关节的活动范围发挥限制、保护作用，是关节结构完整性的重要保障。因关节的异常受力，关节囊韧带受到过度牵拉，增厚的关节囊韧带延展性下降，张力增高，直接影响关节的活动范围、影响关节周围的血液回流，形成痹证。如髌骨周围的韧带张力增高，限制髌骨运动，就会出现膝关节屈伸范围缩小的情况。髂股韧带张力增高，限制骨盆旋后，使髋关节长期处于屈的状态。

长肌的收缩需要肌肉外层的筋膜鞘增强定向收缩力，就像搬抬重物的人需要扎紧腰带一样。实际上，长肌做功相当于液压装置，液压壁的张力直接影响液压杆的力量。竖脊肌需要胸腰筋膜张力维持，背阔肌、腹横肌的张力影响竖脊肌收缩力，背阔肌、腹横肌张力下降或增高都会出现竖脊肌收缩无力，张力下降时多为单纯无力；张力增加时，因组织缺氧而出现酸软无力。腹直肌需要腹直肌鞘的张力维持，与腹内斜肌、腹外斜肌、腹横肌收缩力有关，上述肌肉附着点损害，腱梭兴奋，肌肉收缩受到抑制，腹直肌鞘放松，不能约束腹腔脏器，尤其肠道在单纯重力悬吊运动时产生明显摩擦，反馈引起肠系膜脂肪增厚，降低摩擦力，是引起腹型肥胖的重要原因。腹内斜肌、腹外斜肌、腹横肌的附着部分为带脉区域，带脉治疗对腹型肥胖有积极影响。下肢运动与阔筋膜张肌连接的大腿筋膜张力有关。筋膜作为长肌的助力装置必不可少，但筋膜鞘又不能过度紧缩。由于长期牵拉使筋膜内部胶原沉积，结构塌陷变短，对鞘内肌肉约束力过度，导致肌肉内压力升高，微循环减慢，代谢能力下降，易出现疲劳现象。如胸腰筋膜张力增高，站立时间长或弯腰时间长就会出现腰酸、无力。如果肌肉本身没有损害，则不会表现出疼痛。明显的筋膜张力增加应为经筋病范围，需要对筋膜层燔针劫刺，以降低筋膜张力，达到去除症状的目的。

筋膜在腕、踝部形成支持带（图 2-2-2），约束通过关节的肌腱，而这些支持带是在出生后形成的，与力学刺激有关，所以，每个人的支持带形态都不完全一样。支持带如果过紧，对肌腱内的腱梭产生明显刺激，会使整块肌肉处于抑制状态，应激收缩力减弱，其动力控制结构出现异常。如内踝支持带的张力增高，对胫骨后肌、趾长屈肌、踇长屈肌的肌腱约束增多，反馈性引起上述肌肉收缩抑制，足弓的动力控制能力下降，足弓下沉，牵拉跖腱膜，引发足跟痛。腕踝针通过刺激腕踝部穴位治疗疾病，一部分与调神的感觉反馈有关，一部分与支持带刺激引起的肌肉张力再调整有关。内踝后下为足少阴肾经循行之处，对于肾气亏虚引起的足跟痛有治疗作用。此处小针刺激降低腱梭兴奋性，增加相关肌肉的收缩力量，使足跖屈力量增强，减少跖腱膜牵拉，减少局部炎症，对足跟痛有治疗作用。如果支持带蠕变缩短，则小针治疗效果不会持久，需要燔针劫刺降低支持带张力。

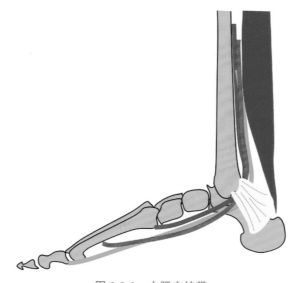

图 2-2-2　内踝支持带

　　筋膜交织成网，体现人体力学的复杂性，对于筋膜结构的干预治疗，是力学结构调整的重要手段。中医的经筋体系就是这部分的具体体现。对筋膜增厚、压痛明显、筋膜纤维交错处的治疗能降低筋膜张力，减少感受器激活，放松肌肉，治疗因筋膜张力异常造成的疼痛。

第三节 肌肉张力的自身调节

肌肉的张力维持存在自身感受器反馈调节。梭外肌受 α 运动神经元支配，通过肌肉收缩引导骨骼运动，帮助人体完成日常生活和工作。梭内肌位于梭外肌之间膨大的肌梭纤维鞘内，两端通过纤维连接肌腱或筋膜。梭内肌含有 3 种肌纤维，核链纤维、静态核袋纤维和动态核袋纤维。一般肌梭内包含 1 条动态核袋纤维、1 条静态核袋纤维和 5 条左右核链纤维。核袋纤维主要感受肌肉收缩 / 伸展起始和速率变化时的神经冲动，核链纤维主要感受肌肉收缩 / 伸展以后的维持状态的神经冲动。在梭内肌纤维上有螺旋状终末和花簇状终末两种神经纤维分布。

当肌肉被牵拉时，梭内肌被拉长，螺旋状终末和花簇状终末兴奋，产生神经冲动，传入脊髓，引起支配同一块肌肉的脊髓灰质前角 α 运动神经元兴奋，通过传出神经纤维，反射性引起被牵拉的梭内肌周围的梭外肌收缩。此为牵张反射过程，是微循环静脉血回心的重要动力来源，血流进入微循环后，血管内压力很低，不足以形成静脉回流的动力，而静息状态下肌肉的自律性收缩成为推动血液向静脉流动的主要动力，骨骼肌与心肌之间形成血液流动的互动，形成完整的循环，正所谓"地气上为云，天气下为雨"的自然循环状态。大量肌肉张力异常造成血液循环周围阻力增加，是高血压成因之一。

当肌肉收缩时，肌梭的被动牵拉被抵消，肌梭兴奋性下降，神经兴奋传导反馈消失。当 γ 运动神经元兴奋时，肌梭的两端悬吊结构收缩，使肌梭活化，开始接收牵拉的信息。α 运动神经元和 γ 运动神经元共同作用使肌肉收缩的作用为 α、γ 共活化作用。也就是说，γ 运动神经元的异常活化或肌梭受筋膜张力的影响的牵张激发都可以引起肌肉的紧张度增加，长期的肌肉过度紧张会引发软组织疼痛。通过刺激肌梭使肌梭内的神经纤维失活，放松肌肉，是治疗肌肉痉挛期损害的重要方法。如冷热交替刺激或针刺刺激使肌梭去极化，肌梭兴奋进入不应期，肌肉的紧张度自然下降。通过降低 γ 运动神经元兴奋性的方法，减少肌梭的牵拉，也是减轻肌肉痉挛期疼痛的重要方法。对 α 运动神经元的兴奋抑制，也是消除肌肉痉挛的重要方法，降低 α、γ 运动神经元兴奋的方法主要通过穴位刺激的调神方法完成。针对因肌肉痉挛引起的疼痛，适度的肌肉拉伸，拉长变短的筋膜，或针刺刺激肌梭使神经末梢进入感知不应期，都可以缓解肌肉痉挛。对相应脊神经后支的刺激，干扰了同节段神经元的敏感度，同样可以起到不错的止痛效果。夹脊穴的针刺存在这一特点。

肌肉的主动收缩或整体框架的变短都会引起肌腱的被动牵拉，肌腱内存在高尔基腱器，也就是腱梭，是肌腱的牵张感受器。腱梭位于肌肉与肌腱连接处或深埋于肌腱内部，腱梭内有有髓神经纤维分布，对肌肉有保护作用。当肌肉快速收缩时，腱梭受到牵张刺激，牵张信号传递到脊髓后根，抑制脊髓前角 α 运动神经元兴奋性，保护肌肉不因过快收缩而撕裂。同时激发其拮抗肌的兴奋性，对过度运动进行拮抗，保证运动的适度性。更重要的是向中枢传递肌肉的强度信息，中枢对肌肉强度信息整合后，做出相应运动协调动作。腱鞘缩短或肌肉附着点炎症刺激均可使腱梭兴奋性增加，从而导致连接肌肉收缩抑制和拮抗肌兴奋，出现相应肌肉弱化和拮抗肌疼痛。通过对肌肉附着点的治疗能明显改善附着点无菌性炎症刺激腱梭造成的肌肉弱化，所以在肌肉强化训练的同时，针刺刺激能起到事半功倍的效果。

腱梭感知肌肉张力及肌张力变化速度的信息，在肌肉收缩或肌肉被动拉伸时，腱梭向中枢神经系统传递肌肉张力信息。肌肉负重越大，腱梭的反应越大。当肌肉发生黏弹性紧张造成肌肉的整体长度缩短时，腱梭被持续激活，使肌肉的兴奋性下降，在运动中的预应激速度减慢，出现运动不协调。如踝后脂肪垫或跗骨窦脂肪损害引起足踝背屈应用增多，行走过程中，足跟着地前需要小腿前群肌的预应激提升前足，小腿前群肌继发损害出现，预应激速度减慢，出现前足拍击地面的情况，最终导致足底胼胝的出现；或下肢向前摆动过程中，前足触及地面突起障碍物的情况。内踝后侧为太溪穴，太溪瘀阻使涌泉经气不能循少阴经上行，局部形成增厚的角质层。外踝后侧为昆仑穴，太阳经经气不能下行，小腿后侧出现酸胀，而至阴穴精气不足，小趾背伸无力且易生冻疮。跗骨窦为丘墟穴，少阳经经气受阻，小腿外侧酸胀，偏头涨痛、耳鸣，足窍阴穴精气不足，第四趾背伸无力且外侧疼痛。外踝后侧及跗骨窦同时损害，足外翻背伸无力，而出现脚尖触地的情况。

长时间的肌肉张力增高对肌肉骨骼附着部分产生的牵拉刺激，使附着部分血液循环下降，代谢产物堆积，出现无菌性炎症，持续刺激腱梭，即使肌肉得到治疗放松，腱梭的异常兴奋同样引起运动异常。所以，肌肉附着部分的治疗在慢性软组织损害中显得尤为重要。经筋治疗中的解结法操作多针对这些位置治疗。持续激活的腱梭反馈引起拮抗肌兴奋，持续收缩，代谢异常，无菌性炎症刺激游离神经末梢，引起软组织疼痛。腱梭异常兴奋的上传，导致中枢做出相关肌肉应激激活，持续紧张的肌肉失代偿时，出现远端疼痛。对于肌肉骨骼附着部分的治疗，降低了腱梭的兴奋性，使一系列应激解除，从而消除软组织疼痛。如果因为肌肉黏弹性紧张引起腱梭兴奋性增高，不恢复肌肉的软框架结构，兴奋性下降的腱梭还会重新活化，引发系列症状。软框架结构的缩短是经筋病的范畴，通过经络刺激的方法很难维持稳定。慢性软组织损害需要对肌肉本身和肌肉骨骼附着部分都进行治疗，并选择合适的治疗方法，才能彻底治愈慢性软组织疼痛。筋骨并重是治疗慢性软组织疼痛的重要指导思想。

第四节　软组织损害规律与中医五体痹

微观的慢性软组织损害的出现与发展存在外感风寒湿和内伤劳顿共同作用的特点，人体受伤未得到修复或逐渐累积的劳损在外环境温度降低的情况下快速发展，与中医的五体痹存在极其相似的演变过程。

一、软组织慢性损害的一般规律

在软组织损害发展过程中表现出由浅入深的发病特点，先有皮肤受到风寒湿刺激，感受器反馈功能异常，导致人体运动时外感觉信息错误，浅层多功能肌肉的过度应用。浅层肌损害后出现拮抗肌的拮抗和整体运动平衡代偿调节，以及深层单功能小肌肉的过度代偿。如果本身有肌肉损伤未修复，则软组织损害发展加快。随着软组织损害后框架结构的改变，软组织内压力增加，影响微循环功能和神经信息传递速度。微循环功能下降，胶原纤维沉积增多，加速肌肉软框架结构塌陷。

肌肉因软框架结构塌陷造成的长度缩短，增加了其附着部分的骨膜张力，将骨膜与骨皮质之间拉出微小间隙，随后成骨细胞活化，骨质填充间隙，导致骨质增生。骨质增生能增加软组织在骨面上的附着面积，更有利于肌肉对骨的拉力控制。所以，骨质增生是人体力学结构异常时的积极应对。

骨的营养供应来源于骨滋养动脉的供应，影响滋养动脉供应的因素为血管的通畅度、动脉压力和静脉回流负荷。骨膜张力增加，使穿行于骨膜的血管受到挤压，骨滋养静脉的回流压力小，受外周组织压力影响大，影响了骨滋养静脉的回流，骨内微循环功能障碍，骨代谢减慢，骨髓腔内压力增高，骨髓造血功能减退。

由皮毛至骨髓的病变过程是随着时间的推移逐渐加重的，没有内因的变化，外在的六淫之气很难撼动人体。病症已经形成，治病就需剥茧抽丝。

人体的劳损过程存在由浅入深的特点，如：腰骶部受到风寒湿刺激，早期皮肤敏感度增加，竖脊肌兴奋，减少皮肤的牵拉刺激；后期皮肤敏感度下降，浅筋膜层与皮肤粘连并蠕变缩短，持续激活肌梭，出现竖脊肌异常兴奋。竖脊肌劳损后张力增高，使腰脊柱曲度明显增加，躯干重力传递由椎体向后移动，使关节突关节成为躯干力传递的承重结构，关节突关节压力明显增加，关节面摩擦力增加，关节腔内滑液增多来缓冲过高的摩擦力。关节囊被积液撑起，牵拉关节突的关节囊附着部分，出现骨质增生。长期的关节面磨损，软骨破坏，骨皮质下水肿，感受器感知摩擦反馈减弱，滑液分泌减少，椎体转动时摩擦力增加。多裂肌、回旋肌应用增多，劳损后张力增高。关节突周围及深层肌的无菌性炎症加重，需要脊柱变直释放深层压力，进行疼痛性避让。变直的腰脊柱导致躯干上部重心前移，同时拉长了腰大肌上部肌束。臀大肌兴奋牵拉骨盆后旋转，纠正重心前移的同时，使腰大肌进一步被拉长，核心稳定肌受到影响，表现出弱化状态。对于椎间盘的应力变化来讲，过大的腰椎曲度挤压椎间盘后侧纤维环，髓核向前移动，过度前移的髓核挤压前方的纤维环，出现纤维环附着的椎体前缘增生。椎体后方的纤维环在长期挤压后脱水破坏，给弯腰持物动作挤压髓核后移引发腰椎间盘突出创造条件。由于皮毛的外邪侵袭，经过漫长的内在变化过程，逐渐形成严重的内部损害，一旦症状出现，需要慢慢调治才能康复，所以古人对风邪的重视程度非常高。

慢性软组织损害的演变过程和运动医学的核心稳定肌弱化理论所强调的内容正好相反。核心稳定肌的弱化与周围功能肌的强化紧张是相对的，核心稳定肌不断的锻炼强大来拮抗周围的功能肌，可以表现出无症状的"健康状态"，但会因为停止锻炼造成的不同步肌肉弱化而重新出现症状。周围功能肌损害的治疗结合科学的锻炼，以及意识控制下的肌肉放松，将成为更好的软组织疼痛组合治疗方式。

二、中医五体痹的现代医学解读

中医的五体痹为皮痹、肉痹或肌痹、脉痹、筋痹、骨痹，用古典思想阐释了软组织损害由浅入深的发展变化规律。

（一）皮痹

中医皮痹的范围很广，为皮肤所受风寒湿邪引起的一系列症状，

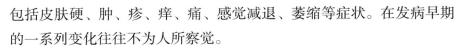

包括皮肤硬、肿、疹、痒、痛、感觉减退、萎缩等症状。在发病早期的一系列变化往往不为人所察觉。

皮肤是最易受伤的部位，在受到创伤、压力、温度变化、化学刺激后，出现皮肤代谢能力异常。

创伤后的瘢痕直接影响皮肤对外环境的感知，尤其在发生与深层的粘连后，皮肤自然滑动度下降，对运动中的人体角度测量出现问题，直接影响运动轨迹。运动模式异常是关节过度研磨、肌肉过度应用的重要原因，直接或间接导致了疼痛的出现。广泛的皮下组织粘连增加筋膜束带压力，使走行其中的血管、神经受到影响，出现皮肤营养代谢功能异常，皮肤发生一系列变化。

长期高压刺激导致皮肤内的感受器灵敏度下降，引起运动模式异常。如过紧的裤子或踝部收紧的鞋都可能导致皮肤功能不良，长期反馈异常，引起软组织疼痛。古代人穿着宽松，不会考虑这方面因素，现代人紧致的穿着方式也是引起皮痹的重要因素。

化学刺激影响最典型为膏药贴敷，皮肤刺激强烈的膏药贴敷，影响皮肤感知能力。正好影响此处的运动代偿时，出现贴后疼痛加重的情况。

温度变化对皮肤的影响以低温最为明显，迅速下降的温度，明显影响皮内血液供应，导致皮内营养供应下降，快速出现的缺氧使感受器高度敏感或失灵。感受器高敏出现皮肤针刺样疼痛，失灵的感受器出现皮肤麻木不仁，皮痹出现。

艾灸、热烙、梅花针叩刺等改善皮内血液循环的方法都可起到不错的效果。皮肤腠理之疾，影响皮下微循环功能，皮肤的角度测量能力下降，导致运动模式异常出现，肌肉过度参与运动中的平衡调节。

（二）肉痹或肌痹

肉痹指能饮食而四肢活动迟钝、不能收持的病症。说明内脏功能没有受到影响，而肌肉的运动功能明显下降，说明肌肉出现了代谢或收缩功能异常。

肌痹指寒湿侵袭肌肤所致的疼痛、麻木等症状。

长期应激兴奋的肌肉代谢增多，肌肉的紧张影响了肌肉内压力，使血液供应下降，进而出现肌肉的代谢功能异常，肌肉出现无力或痉挛。肌肉收缩无力被认为是中医的肉痹范畴，肌肉痉挛更多归于肌痹范畴。长期的肌肉痉挛状态导致肌肉内部的胶原纤维沉积，肌肉的软框架塌陷。肌痹表现得越来越明显。此期可毫针徐入，调节肌梭兴奋性，缓解肌肉无力或痉挛。肉痹日久影响经筋，可燔针劫刺，以知为度。

（三）脉痹

脉痹为脉络受到寒湿侵袭，阻遏脉道而产生的各种与循环功能相关的病症。

肌肉的软框架塌陷，出现黏弹性紧张，对肌肉间走行的血管、神经产生压力影响，一旦出现静脉回流异常或动脉血供异常，均会导致其供应区的组织缺氧而出现功能障碍。缺氧的组织容易出现无菌性炎症刺激神经末梢的疼痛。缺氧同样导致肌肉内的胶原纤维代谢异常，增加黏弹性紧张的程度。神经的软性挤压使神经传导速度减慢，影响运动协调程度。此期可员针通透以泻分间气，或鍉针按脉勿陷，以致气至。中药的活血化瘀也是在改善这个环节。脉痹与肉痹产生互相影响。

（四）筋痹

筋痹指以四肢筋脉肿胀、疼痛，渐至肌肉、关节肿胀，皮色暗红，屈伸不利为主要表现的疾病。其基础病变与筋膜张力及结构异常有关。

肌肉的收缩能力异常，肌腱持续受到牵拉，表现为僵硬状态，但运动功能不强，或筋膜蠕变缩短，影响血液流动及骨骼、肌肉的承重状态，均会出现筋痹。用圆利针分筋以取暴气，圆利针头大、中间细，穿刺损害的肌腱、筋膜时，可以起到网眼减张作用。肌腱或筋膜对其骨面附着部分的持续牵拉，出现骨质增生。关节周围韧带在异常负重的情况下持续增厚、变短，使关节活动范围减小。单纯的网眼减张不会持久有效，需要温热的针刺降解过多的紊乱的胶原纤维，达到燔针劫刺，以痛为输、以知为度的状态。

（五）骨痹

骨痹指以肢体麻木无力，骨骼疼痛，大关节僵硬变形，活动受限为主要表现的疾病。说明骨痹的损害累及关节结构，影响骨代谢状态。

肌肉、筋膜的张力对骨膜张力产生影响，骨膜张力增加，骨滋养静脉回流压力增加，骨内微循环功能下降，出现自内向外的寒冷感觉，骨痹形成。长针摩骨，以取远痹，就是通过长针刺激骨膜，使其张力降低，从而降低骨压力、改善骨循环，治疗相关症状。骨髓内缺氧水肿，红骨髓转化为无造血功能的黄骨髓，影响人体的造血功能，使体质下降，甚至出现再生障碍性贫血。

中医五体痹的发展变化正好和软组织损害的发展规律一致，是人们在劳作过程中疾病发展的自然规律。

第五节　不适症状解读

人体的不舒适感来源于各种伤害对感受结构刺激的中枢反馈，一般表现为疼痛、酸胀、麻木、冷热、硬紧、沉坠、无力等感觉。

一、疼痛

疼痛在古代文字演变中常常是通用的，但又有其不同之处。笔者通过文献考察，可以基本得出以下结论：

疼与寒冷有关，在《灵枢·刺节真邪》里"寒胜其热，则骨疼肉枯"体现了这层含义；而长期的过度劳动，累积了慢性劳损，会出现一类"痛"的疾病。

这样的解释能更好地反映疼痛的朴素的病理形成过程。因寒冷而发或因劳累而发都是出现劳损性疾病的重要诱因。

热性疼痛多为急性炎症引起，与感染因素关系密切，往往是其他疾病的伴随症状，不能作为以疼痛为主体的疾病，在此不做讨论。

二、酸胀

酸感多为感受器感知内环境 pH 下降所致，内环境 pH 下降与局部组织无氧代谢有关，缺氧或过度能量消耗都会引起酸性物质堆积，出现 pH 下降。慢性软组织损害引起的微循环功能障碍、引起的脊柱曲度改变对交感神经系统的影响直接影响相应局部的血液循环，出现酸的感觉。

胀感与局部组织内压力增高有关，静脉回流功能异常是其直接因素。在静脉穿行筋膜的部位出现高张力，压迫静脉，造成动脉灌注正常，静脉回流减少，组织内持续高压水肿状态，产生胀的感觉。单纯胀感在运动后明显减轻，与肌肉运动挤压静脉血回流加速有关，但休息后会出现酸胀感，因为肌肉收缩消耗了大量氧所致。

酸和胀同时发生的概率很高，因为静脉回流功能下降多会影响组织内氧供应，出现无氧代谢。

三、麻木

麻木是神经受压后的感觉，与神经受压的程度有关。神经受到肌肉、筋膜或骨的压力影响，出现神经传导功能异常，尤其是感觉神经传导异常，出现不同程度的麻，如果感觉传导功能完全阻断，则出现木的症状，但凭感觉无法定位木的区域所在位置。如果运动纤维传导功能异常，则出现运动速度减慢或运动功能消失。由于神经对压力存在一定的顺应性，所以慢性的不严重的压迫不会立即出现症状，出现麻木症状时，已经形成严重的压迫。

四、冷热

冷热属于温度感觉，在感知外环境时，寒冷或温热刺激能被人体的感受器感知到，属于温度外感觉正常。无法良好感知外环境的温度变化，属于温度外感觉异常。

当内环境温度低于其正常温度时，感受器能感知到寒冷；当内环境温度高于其正常温度时，感受器会感知到热。内环境的冷热受微循环影响较大，当动脉扩张时，多表现为热；当动脉收缩时，多表现为冷。静脉回流影响微循环时，往往在发病很长时间后才出现动脉灌流障碍，出现寒冷感觉。

有一种冷热感觉是因为神经元受到影响而表现出的感觉异常，没有明显的微循环变化，但有明显的冷热不适感。这种感觉与交感神经节的异常兴奋有关。当交感神经节受到神经链的牵拉或周围组织挤压时，表现出异常兴奋状态，出现相应感知区域的冷感，如腰脊柱段过度前凸，牵拉腰交感神经链，出现腰交感神经节兴奋性异常，表现为下肢冷，具体哪个交感神经节兴奋明显，所感知的节段就明显寒冷。当交感神经节受到牵拉或挤压出现严重缺血时，或交感神经链放松时，交感神经节兴奋性降低，表现出副交感兴奋状态，出现其所支配区域热的感觉，如腰脊柱段过度前凸伴椎体前缘增生出现下肢发热，胸脊柱段曲度增加，胸交感链放松，出现后背及胸腔发热的感觉。

五、硬紧

硬紧是人体皮肤及皮下组织对皮肤延展性、滑移度及叠加顺应性不良的一种感觉。健康的人不会感觉到身体僵硬、紧束的感觉，是因为皮肤及皮下组织对皮肤本身及施加于体表的衣物存在快速适应性。衣物过紧，对皮肤产生持续挤压，就会引起身体满闷紧胀的感觉，去除紧身衣物可以解除这种不舒适感觉。

当皮肤延展性、滑移度及叠加顺应性不良时，即使不穿衣物也会有硬紧感，与皮肤及皮下组织的相应病变有关，皮肤增厚、皮肤与皮下组织粘连、皮肤角化加快等都是引起硬紧感的病变基础，改善皮肤营养供应、增加皮肤的内环境感知对于消除硬紧感有积极作用。肌肉、筋膜张力增加或支配神经受到无菌性炎症刺激，均会引起皮肤代谢异常，出现硬紧感觉。

六、沉坠

沉坠感与肌肉、筋膜持续受到重力相关因素有关，在持续异常抗重力作用下，感受器感知表现为沉坠感。如臀大肌控制骨盆力量不足时，骨盆前旋转，躯干上部重心前移，需要竖脊肌持续兴奋控制前移的躯干重心，在骶骨背面形成水肿增厚层，持续刺激腱梭，出现腰部重坠感或沉重感。各种原因引起的骨盆前旋转，臀内后侧肌肉也会出现相应的代偿变化，表现为臀部沉坠感。各种原因引起的上斜方肌应用增多，出现颈肩结合部的沉坠感。

七、无力

无力为力量感觉异常，在克服重力或阻力时，无法正常运用肌肉收缩发力的状态。人体的运动有赖于肌肉收缩，肌肉收缩的力量体现与肌肉周围鞘膜张力有关，尤其是长肌的运动更有赖于周围筋膜的张力，如竖脊肌有前鞘、后鞘，即胸腰筋膜的前叶和后叶。这些筋膜类结构自身收缩速度很慢，其张力调整需要与之相连的肌肉完成，胸腰筋膜后叶的张力源于背阔肌兴奋程度，高度兴奋的背阔肌使腰部出现紧束、酸胀感；兴奋度下降的背阔肌则会导致竖脊肌力学涣散，出现腰部空虚无力感，如果同时存在腹内斜肌、腹横肌过度兴奋，竖脊肌的静脉回流功能降低，则酸软症状会很明显。大腿受阔筋膜影响、小腿受小腿筋膜影响、腹直肌受腹直肌鞘影响等都存在相应张力肌肉。

针刺方法分析

中医针刺围绕经络和经筋两个体系展开。经络和经筋是两个不同的体系，它们的不同之处在于治疗的疾病病变程度不同。经络侧重于人体功能的调节，处于调神的层面，通过对感受器的刺激和微循环的调整改变人体神经调控的反馈状态，很多病症通过功能调节就可以消除症状。因为，不同程度的软组织损害都夹杂肌肉功能改变。经筋侧重于软组织结构的调整，通过对张力增高的软组织治疗，改变软组织的高张力状态，重塑健康的框架结构，恢复原有功能。

经络内连脏腑，外连肌表及全身各部，是气血运行的通道，分为经脉、经别、经水三部分。经络包括十二经脉、十二经别、十五络脉和奇经八脉。针刺以调气血，主要表现在功能的调整上，是调气、调神的过程，是对感受器感知的调整和中枢控制的调节。对于运动系统的软组织来讲，是解决肌肉功能异常的问题和微循环血液再分配问题，是神经肌肉调节的重要方法。所以，毫针对穴位的手法刺激是在改变肌肉紧张状态，激发中枢调控对肌肉的张力控制和运动协调。通过对络脉放血的方法，迅速降低微循环的静脉压力，打开微循环的动力控制结构，改善微循环功能，使软组织缺氧状态改善，从而消除症状。一般放血开始，血色偏暗，逐渐转红润后自动停止，说明含氧血液已经通过微循环结构，所以有血变即止的描述。放血改善微循环的方法对痉挛缺氧的肌肉有很好的帮助，可以明显改善单纯缺氧引起的软组织疼痛。如果已经出现肌肉的黏弹性紧张，放血改善症状的方法就只能起到短期效果了。

经筋体系虽有经络走行特点，但与经络走行并不重叠，涉及更宽广的筋膜面，属于独立体系，与现代的筋膜、肌肉力学传导方向有相似之处。其传递特点更接近慢性软组织损害的代偿特点，并强调了筋病。筋病即软组织自身发病，是软组织软框架结构的改变，已经不是单纯软组织功能异常那么简单。在治疗经筋病时，要恢复经筋原有的状态，需要打开塌陷的软框架，使肌肉可活动范围恢复正常。长期慢性软组织损害的中枢调控能力减弱，在恢复肌肉正常框架结构以后，需要运动激发中枢的控制能力，即动则生阳。有时需要配合毫针的调气、调神。

《灵枢》经筋篇没有针刺得气的描述，提到最多的是"燔针劫刺，以知为数，以痛为输"，正是对软框架结构塌陷治疗的具体解释。燔针的解释很多，有解释为火针的，也有解释为温针的。如果将"燔针劫刺，以知为数，以痛为输"连起来解释，则温针更符合描述特点。火针针刺速度快，但不能解释"以知为度"，疾入疾出很少有患者感知的要求。如果燔针解释成温针灸，针刺到达病痛处，燔热针体使患者产生温热感觉，操作过程与描述一致。无论是火针还是温针灸，都能起到对筋膜层的结构影响。

用烧红的火针刺病变的软组织，疾入疾出。高温气化筋膜、韧带等软框架结构，使异常力量集中的部分得以释放张力，达到以松治痛的目的。放松的软框架结构使软组织内部压力进一步下降，静脉回流改善，微循环功能恢复，组织营养和代谢修复能力增强，受损的软组织得到修复，从而消除疼痛。火针由于温度高，容易灼伤软组织，对浅层软组织治疗容易操作，如果位置较深，针刺风险可控性下降，则不适合经验不丰富的人应用，这样就限制了对深层软组织损害的应用。对于临床中的皮肤、皮下浅筋膜、表浅的深筋膜及部分韧带有明显的治疗作用。

温针针刺方式对于深层软组织损害能够安全触及，深度可控性好，对于病变所在部位可以反复刺激，然后加热，对于全层软组织损害的治疗有明显的优势。

无论是火针还是温针，共同点都是在针刺的基础上加热，只有加热才能打开胶原纤维的老化交联，使过多的胶原纤维降解，伴随运动锻炼，肌肉被重新塑形到健康长度，松解于无形。从软组织的角度讲，属于机械肌肉调节的范畴。

第一节　针刺手法分析

一、毫针刺法

中医针刺古有九针，逐渐发展出各种各样的针具，现代提及的针灸中，应用最多的是毫针。毫针治疗因其针具细小，针刺疼痛感低，易于被接受，也因为细小，往往需要运用不同的手法以加强针刺疗效，使用最多的是提插捻转法。通过不同的针刺手法得到感受器不同的感知效果。

每个穴位都是感受器的集中区，可以在神经走行周围，也可以在远离神经走行的感觉募集区。不同的针刺强度可以激发不同的感受器兴奋，产生不同的作用。低频度的针刺刺激多能降低交感神经兴奋性，表现出副交感神经兴奋，即进入人体内环境调整状态；高频度的针刺刺激增加交感神经兴奋性，产生应激状态，对急性炎症有负面影响，但对功能低下性疾病有积极作用。

针刺产生作用的途径有两种：一是直接刺激了肌肉的肌梭或腱梭，产生肌肉张力状态的调整；一是通过感受器刺激引起同神经元、同神经核、同丘脑小脑反射区或同大脑皮质反射区的泛化效应，改变中枢对肌肉及内脏功能的调整。这两种途径都是功能调节，即调神、调气。意识因刺激而存在，没有外周感受器的反馈，中枢电兴奋性会逐渐减弱，甚至消失，所以，中枢与电脑的中央处理器相似，在键入信息后产生相应反馈，没键入信息时只是物质存在，没有功能体现。

针刺关节周围的穴位，多为肌肉附着处的刺激，属于腱梭调节，对肌肉收缩力调整有积极作用，有利于关节运动和人体的多关节联动。针刺肌腹部位的穴位，属于肌梭调节，对肌肉的放松有积极作用，正常的肌肉张力有利于运动舒缩协调，降低自身耗能。

（一）疾出徐入的补泻

对于补泻的方法描述，《黄帝内经》的不同篇章中完全不同。《素问·针解》篇中"徐而疾则实者，徐出针而疾按之；疾而徐则虚者，疾出针而徐按之"与《灵枢·小针解》中"徐而疾则实者，言徐内而疾出也；疾而徐则虚者，言疾内而徐出也"描述正好相反，不同医家存在不同理解，实际上古人这两种描述都是对的，因为后面的文字补充解释了古人对补泻的不同理解。《素问·针解》篇中的补充是"言实与虚者，寒温气多少也"，说的是温度变化，出现温热感为补，出现寒冷感为泻。《灵枢经·小针解》中的补充是"言实者有气，虚者无气也"，说的是"气"，也就是局部的坚实程度，即肌肉的硬度变化。"寒温气"与"气"的内涵是完全不同的。

将针缓慢刺入人体，到达明显针感部位后，快速提起针体，如此反复操作。对感受器来讲，缓慢刺入不会激活感受器的感知，快速提起针体的过程，感受器感知快速减压的过程。反复的减压操作，感受器感知的组织内低压信号向中枢传递。在中枢感知到肌肉处于低张力状态时，发出兴奋性信息，提高肌肉的张力。此时软组织内压力增高，毛细血管后静脉承受压力增加，微循环下降，软组织内温度下降，出现针刺部位变凉的感觉。通过增加肌肉张力，改变低张力肌肉对人体的控制不良。对于肌肉张力硬度为补，对于温度变化为泻。

（二）疾入徐出的补泻

将针快速刺入人体，到达明显针感部位后，缓慢提起针体，如此反复操作。对感受器来讲，快速刺入激活感受器的感知，是组织内感知叠加过程，缓慢地提起针体使感受器不会感知到压力的下降。反复的加压操作，感受器感知的高压信号向中枢传递。在中枢感知到肌肉处于高张力状态时，发出抑制性信息，降低肌肉的张力。此时软组织内压力下降，毛细血管后静脉承受压力下降，微循环增加，软组织内温度升高，出现针刺部位变热的感觉。通过降低肌肉的张力，改变高张力肌肉对人体整体框架结构的影响，达到治疗相关症状的目的。对于肌肉张力硬度为泻，对于温度变化为补。

（三）平补平泻

平补平泻的针刺手法对感受器的刺激是温和的，调节自主神经系统兴奋的平衡状态，所以是双向的，是感受器敏感度的调整过程，感受器功能恢复正常状态后，通过中枢控制进行相关部位软组织修复，如增加血液灌注，减少运动刺激等，从而起到对软组织内环境的调节作用。

（四）捻转手法

捻转手法作用在于捻转过程中针体对胶原纤维的缠绕，通过牵拉胶原纤维，使与胶原纤维连接的肌梭出现不同的感知。快速拉紧后的缓慢放松激发肌梭的高牵拉感知，通过牵张反射使肌肉的应激张力增高，肌肉逐渐进入紧张状态。缓慢拉紧的快速放松增加了肌梭的抗拉敏感度，使肌肉在牵拉时不会迅速出现高度紧张状态，肌梭的敏感性下降，肌肉逐渐放松。有时为了刺激感受器失活并拉伸胶原纤维形成的框架结构，还会采取单向捻转、提拉的方法。捻转提插拉长了结构变短的胶原纤维，对软框架塌陷较局限的软组织损害有明显治疗作用。当然，胶原纤维的被动牵拉过程还可以激发筋膜内的感受器，产生感受器反馈与中枢调节。

（五）点刺手法

点刺手法在现代针刺中应用较多，主要针对软组织疼痛患者。用手寻按软组织中的结节、条索。针对结节、条索进行点刺，一般会产生肌肉触跳，即"如鱼吞钩"的感觉。这种刺法针对结构是肌肉中的异常兴奋肌梭。异常兴奋的肌梭通过牵张反射，可引起其周围的肌纤维兴奋，出现与其他肌纤维不同的状态，出现用手可以摸到的结节或条索。针刺刺激肌梭时，开始的高敏感刺激引起局限性肌颤，即触跳。随着刺激增多，肌梭的感受器去极化进入不应期，对周围肌肉的兴奋作用消失，结节、条索消失。阿是穴治疗常用点刺法或重手法捻转。

这种治疗针对肌梭异常兴奋引起的肌痉挛患者。如果结节、条索不是痉挛的肌纤维，而是老化交联的胶原纤维形成的结构，是不可能通过这种刺激放松下来的，针刺时也很少出现触跳。点刺手法多见于激痛点触激术的肌腹部操作。

另外，点刺法还可用于神经节的触激，因为毫针的灵便性，对神经节及神经节周围筋膜结构的触激，能干扰神经节的功能。神经节敏感度提高，处理传入信息准确性增加，改善神经调节功能，消除因其功能减退造成的相关症状。神经节敏感度的下降，能使其支配区域的痉挛肌肉放松，消除因其敏感度增高造成的肌肉痉挛疼痛。所以，对神经节的刺激作用是双向的，具体作用取决于针刺手法对神经节的影响。

二、毫针针刺特殊取穴法

不同的历史时期，古人对穴位选取方法各有不同，古典哲学思想与人体脏腑气血经络穴位结合，对临床效果都有明显的影响。在古人的针刺取穴方法认识实践运用中，所用皆是毫针，结合现代医学认识，可以找到真实的物质基础。常规的取穴通过患者症状、经络所过、脏腑辨证等确定选用穴位，分组针刺治疗疾病。在此之外，还有与历法、时辰、五行等相关的选穴方法，在下面作一简要介绍。

（一）子午流注针法

子午流注针法是以井、荥、输、经、合五输穴配合阴阳五行为基础，运用干支配合脏腑，干支纪年纪月纪日纪时，以推算经气流注盛

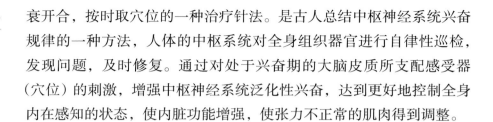

衰开合，按时取穴位的一种治疗针法。是古人总结中枢神经系统兴奋规律的一种方法，人体的中枢系统对全身组织器官进行自律性巡检，发现问题，及时修复。通过对处于兴奋期的大脑皮质所支配感受器（穴位）的刺激，增强中枢神经系统泛化性兴奋，达到更好地控制全身内在感知的状态，使内脏功能增强，使张力不正常的肌肉得到调整。

（二）大接经针法

经络分布周身，内联脏腑，外络肢节，气血往来畅通，脏腑与四肢百骸和谐，自然无病。毫针每次一侧分四次或一次全部刺完，针刺十二经的原穴和络穴，依照经络循行顺序不留针。久病由原穴到络穴，新病由络穴到原穴。原穴分布于腕、踝周围，对于关节运动的启动调节有重要影响，对躯体关节运动协调有神经肌肉调节作用。络穴则联络表里经，对相关拮抗肌的张力调节有积极作用。软组织损害病史短的，拮抗肌兴奋紧张波及主诉经络出现症状，先刺络穴，后刺原穴；病史久的则已经存在继发损害，所以先刺原穴启动关节运动功能调节，后刺络穴使损害所波及的部位得到治疗。这种先后顺序符合原继发损害治疗顺序。原络相配体现了表里经同治的特点，同样是肌肉拮抗关系的协调。

（三）灵龟八法

又称奇经纳甲法，奇经纳卦法。运用古代哲学的八卦九宫学说，结合人体奇经八脉气血的会合，取其与奇经八脉相通的八个穴位，按照日时干支的推演数字变化，也是按时取穴的一种针刺治疗方法。奇经八脉为人体力学感知汇总的八条虚拟线路，与奇经八脉交会的穴位体现了其力学感知反馈的重要性，奇经八脉是最简单的三平面力学分布线，矢状面上的任督、冲脉，冠状面上的阴维、阳维、阴跷、阳跷，水平面的带脉，是早于十二经的朴素分析。通过古人总结推演中枢神经系统的兴奋规律，找到与之关联的感受器，对其针刺刺激，使其反馈的中枢泛化达到最大效应，从而有效的治疗疾病。

（四）飞腾八法

也是以八脉八穴为基础，以天干为主，按时开穴的一种针刺方法。与子午流注法或灵龟八法有相似的理论基础和治疗作用。

虽有各种取穴方法，但临床工作中如果没有找到原发病变部位，则治疗效果很难稳定。如果问题在腹部，扎头最终效果不稳定；问题在脚踝，扎腹部、头颈部，远期疗效不理想。毫针针刺流派众多，积累很多实用的经验。但是多是以在某部位治疗一些疾病症状为主，缺乏充分的预示性诊断，什么时候这样操作并不明确。对人体的压痛点进行系统查体，或是循经按压检查，寻找制约关系，找到原发部位，病位在哪，就治在哪里，有了临床遵循的路径就能很好解决这个问题。

第二节　针刺工具分析

针有大小，病有浅深，针大病小，耗伤正气，针小病大，厥疾弗疗。不同的工具决定了不同程度疾病的治疗，就像不同的车承载不同的物体，高级轿车只能承载人或小件货物，但对于承载的人来讲感觉很舒适；大卡车能承载人或大件货物，但对于承载的人来讲感觉不舒适；转运巨物不用高级轿车，重病不能用轻巧方法。对于针具的工作原理的良好分析，适当选择，可明显提高疾病的治疗效果，并对疾病的预后有良好的预见性。

一、毫针

毫针静以徐往，微以久留，对疼痛性疾病有显著的治疗作用。因其针小、创伤小、刺激性小，成为现代治疗应用最广的针具，在取痛痹的同时，更多应用于内科杂病治疗，通过不同手法刺激穴位、痛点或条索、硬结，针下有酸、胀、重、麻的得气感，最终的作用基础是感受器、游离神经末梢、神经节或局限的高张力胶原纤维结构。通过改变感受器的敏感度、改变中枢的敏感度、改变筋膜肌肉的张力，使骨骼的肌肉作用合力恢复原有的平衡状态，维护人体的原始平衡。降低中枢的感知敏感度，可以减少应激状态、减少肌肉的能量消耗，保持软组织的代谢平衡状态，恢复内脏功能。

二、员针

因其头端圆钝，对软组织损伤小，被不断改变形态并进行相应开发。传统的员针以"揩摩分间，不得伤肌肉，以泻分气"为原则，通过对深浅筋膜层的疏通，降低外感觉与内感觉的相互干扰，并对感受器集中区域按压，调整肌肉的张力，进行相关症状的治疗。通过对肌肉间隙的疏通，降低肌肉间的压力，使通过其间的血管、神经压力下降，可改善治疗部位的血液循环、提高治疗部位相关的神经传导速度。

肌肉之间的疏通有利于单块肌肉的运动，减少肌肉的干扰性联动。如果肌肉之间有软组织炎性粘连，则一块肌肉收缩的同时，会拉动另一块肌肉的外膜，使这块肌肉进入预兴奋状态，增加了肌肉的损伤机会。员针治疗范围为肌肉痉挛期改变、肌筋膜之间的粘连、皮下浅筋膜与深筋膜间的粘连。如果是肌肉的软框架结构塌陷，员针揩摩分间只能起到短期改善症状的作用。

目前，在员针基础上延伸出现拨针、拨松针、松筋针等工具，局部麻醉后，开皮，针体穿透皮肤，进入浅筋膜层，进行深浅筋膜层的通透刺激，使浅筋膜的自由度增加，减少浅深筋膜间外感觉与本体感觉传入的信息干扰。在通透的同时进行小幅度牵拉、撬拨，使筋膜顺应性增加，对于轻度软框架结构改变的软组织病变是有显著效果的。拨针可深入肌肉各层至骨面，对骨面进行摩擦刺激，有利于骨膜的舒缓，改善骨内血液循环，改变骨代谢状态。深入各层的撬拨刺激有明显不适感觉，多需要全层麻醉后操作。

三、圆利针

锋锐，中身大，刺入人体时，对于张力较高的筋膜、肌肉或肌腱刺激，可改变软组织框架塌陷较轻的病变结构。因为不是锐性切割，胶原纤维的创伤填充作用很小，不会形成针刺后的瘢痕。大的针体中部，撑开高张力组织，可明显增加对感受器刺激，调节肌肉张力。最终作用基础为过度紧张的肌梭、张力增高的筋膜、张力增高的肌腱及敏感的腱梭。对于肌梭的刺激是神经肌肉调节，大的针体中部反复通过肌梭部位，使肌梭兴奋性下降，肌肉放松。对于筋膜的打孔减张，可以改变部分力学结构，针身反复通过高张力的筋膜，将粘连在一起的胶原纤维分开，从而降低筋膜张力，达到放松的目的。如果软组织损害范围大，单纯的筋膜减张就显得力量薄弱了。对于肌腱的刺激，可以降低腱梭的兴奋性，使肌肉的应激能力增高，运动协调性加强。

四、鍉针

针锋介于员针与圆利针之间，用于按压血脉，调整相应区域血流量及血管平滑肌敏感度，从而起到改变微循环状态、治疗疾病的目的。现代鍉针可透皮入里，深入筋膜后，可提拉筋膜而不伤血管，较员针刺激量稍大。对于筋膜、血管的感受器刺激明显，使紧张的肌肉放松，使痉挛的血管扩张，主要作用机制为神经肌肉调节，适用于肌肉痉挛期软组织损害和区域性微循环功能异常的疾病。

五、长针

针锋锐，针身长，对于病变部位深远的痹证有治疗作用。在穿透各层软组织后，到达骨膜，对骨膜进行刺激。对于各层软组织的感受器都有刺激作用，同时对骨膜刺激，放松骨膜，降低骨滋养静脉流出部位压力，改善骨的代谢状态，达到全层软组织的调整作用。

现代用银质针治疗痹痛，以长针固有的特点加上高温对软组织框架结构的无形降解，起到潜移默化的软组织松解作用。作用基础既有针刺时的感受器直接刺激，对肌肉痉挛期有作用；又有高温改变软组织框架结构，达到从根本上恢复软组织健康结构的目的，是"燔针劫刺，以知为数，以痛为输"的具体体现。

六、锋针

即三棱针，以发痼疾，治疗顽固性病症。可刺即溃之脓，起到浅层软组织感染的减张、引流作用；又可刺浮络出血，改善微循环，治疗血瘀痹证。现代则用以刺络放血为主。人体的浅表静脉本身并不明显，当软组织深部压力增高时，深静脉回流受阻，需要浅静脉代偿回流或浅静脉不能向深静脉回流而瘀滞。利用浅静脉放血法降低浅静脉内压力，使更多深静脉血液流向浅静脉，微循环毛细血管后静脉压力下降，毛细血管开放，微循环改善，瞬间增加缺氧部分软组织的血液供应，使代谢状态得到改善，从而消除症状。如果软组织损害处于肌肉痉挛期，迅速改善的局部血液循环可使痉挛的肌肉得到修复而治愈。如果软组织损害已经出现明显黏弹性紧张，短暂的静脉减压不能修复软组织损害，短期改变的供血改善消失后，原有症状重现。

七、带刃针具

古典针具为铍针，用于切开化脓的疖痈，现代则多用于疼痛性疾病治疗，针具包括刃针、针刀、长圆针、钩针等。刃口小于 0.6mm 的带刃针具没有明显的软组织切割作用，对于人体的作用局限于刺激身体的感受器。对结节、条索的刺激，可以灭活敏化的肌梭，放松痉挛的肌肉，治疗属于神经肌肉调节过程。刃口大于 0.6mm 的针刀对于拉紧的筋膜、韧带有切割作用，对肌肉感受器有刺激作用，能使黏弹性紧张不严重的组织恢复正常活力，但此种切割存在时效局限性，黏弹性紧张严重的软组织在针拔出后，切开的地方很快有胶原纤维填充，导致松解的作用大大减弱。如果能结合热力降解，对韧带代偿期损害有较好的作用。长圆针通过挑割高张力的筋膜、肌腱、肌肉内部的条索，治疗软组织框架结构塌陷的软组织损害，是作用于机械肌肉调节环节的方法，在经筋病中广泛应用，稳定性较好，对于病变程度严重的软组织同样存在针后瘢痕愈合的问题。钩针对于浅层软组织中筋膜结构的钩割，使软组织框架结构放松，从而改变软组织内压力，是作用于软组织结构上的治疗方法。主要操作局限于表浅层面，深层操作存在风险。随着肌骨超声技术应用，精确地针刺松解高张力结构成为治疗的一大进步，在控制风险的同时，精确了治疗靶点。

第四章 认识经络

经络思想成于远古，人们一直在苦苦寻找如何形成的这些循行路线。其实纵观整个针刺治疗史，会发现同经各穴治病总体方向相同又有各自的区别，存在区域性分布的特点，更像是一个功能齐全的工作单位，各司其职。每一个穴位对于本经或相关的其他经络的影响都不一样。究其原因，针刺是综合性治疗作用。针刺的结构有皮肤、筋膜、韧带、肌肉、骨膜、神经节等，在神经调控方面是感受器反馈调节；在筋膜力学层面是结构张力调节；在神经节上是神经节电活动调节。每一针刺入的穴位都不是单一的组织结构。如针刺胃经穴位丰隆，在趾长伸肌与腓骨短肌之间，属腓浅神经感觉区，一是调整骶丛神经兴奋性，改善乙状结肠、直肠敏感度，对左下腹便结后无排便感觉的便秘有治疗作用，通过结肠对水的调控，可以消除水肿；在增加结直肠运动的同时，正性诱导消化道的向下节律性收缩而治疗呕吐。一是通过调节趾长伸肌与腓骨短肌对足部位置的控制，恢复下肢正常的支撑高度，从而影响脊柱曲度变化，改善内脏功能的同时，对头部空间位置有良好的保护，在治疗下肢痿痹、咳嗽痰多、头晕、头痛等方面起到良好作用。另外，在针刺过程中，脑内神经递质的释放也起到调节作用。所以，针刺作用很难通过一个调节方式完全阐释。

第一节　经络的六柱体系

经络内连脏腑，外连肌表及全身各部，其分布特点存在很强的规律性。这个分布特点与人体运动时的力学转化密不可分。从奇经八脉到十二正经，是力学认识的不断深入。上肢和下肢的阳经和阴经的走行方向正好相反，与力学继发顺序有关，上肢回收以躯干稳定为最先发力部分，而向外推送物体则以接触物体的部分最先发力，这样就形成了上肢经脉走行方向。下肢主要与支持面发生作用，是闭链运动，所以和上肢经脉走行方向正好相反。

四肢的阴经与阳经之间存在内收与外展的冠状面平衡关系，正好对应脏腑的表里。如足太阴脾经与足阳明胃经的下肢前侧脏腑对应；足厥阴肝经与足少阳胆经的下肢中间部分脏腑对应；足少阴肾经与足太阳膀胱经在下肢后侧脏腑对应。如足太阳膀胱经在下肢正后方，把开立的双脚转回到平行状态，再看看六经的分布就知道了。

足少阴肾经"贯脊络肾"，与腰大肌、腰小肌走行相似。腰大肌、腰小肌有控制脊柱曲度的作用，腰椎曲度增加时，增加腰椎关节突关节压力，出现腰部深层疼痛；腰椎曲度变小时，增加椎体前缘压力，挤压髓核后移，刺激神经根，出现根性疼痛。调节腰大肌、腰小肌张力可以改变上述病变影响，所以足少阴肾经为足太阴经与足厥阴经转化的枢机。足太阴脾经与足少阴肾经存在阴经中的矢状面调节关系，正好对应先后天关系。

足少阳胆经的躯干所过之处为腹外斜肌髂骨附着肌束，腹外斜肌存在躯干控制的前后双向性。在躯干重心位置超过中线向后时，腹外斜肌对腰椎产生明显的后伸拉力。而在躯干重心位置超过中线向前时，腹外斜肌对腰椎产生明显的前屈拉力。说明在不同情况下，足少阳胆经存在向太阳、阳明转化的特点，即枢机。足厥阴肝经走行的腹股沟韧带附着的腹外斜肌，与髂骨附着的腹外斜肌协同构成躯干前后的控制力。足少阳胆经与足厥阴肝经在下肢构成人体冠状面内收、外展的拮抗关系，在躯干构成前后移动的协同关系。

上肢的六经存在同样规律。手太阴肺经与手阳明大肠经为上肢前侧脏腑对应；手太阳小肠经与手少阴心经为上肢后侧脏腑对应；手少阳三焦经与手厥阴心包经为上肢中部脏腑对应。

六条经线形成肢体的六棱柱力学稳定结构，每条经的力学变化，都会引起其对应经的力学改变，产生感受器的异常力学感知，出现相应症状。在感知肢体六个方向上力的变化的同时，将这六个方向的力学变化传递给中枢（元神），中枢做出适当的分析，发出相应的指令进行调节，使肢体各方向的平衡稳定。如脾经虚弱，则胃经及肾经都会弱化，出现胃经虚弱的食欲减退和肾经虚弱的腰膝酸软。六条力学经线中任何一条出现问题都会影响其他经线，产生脏腑、表里的相关经线症状。

对于躯干来讲，阴经与阳经之间存在矢状面平衡的对应关系。任脉和督脉是阴经和阳经的总汇，对于躯干的前后平衡起到至关重要的作用。

督脉在后正中线，是感受器集中区域，分别向两侧的脊神经后支中的感觉神经传递信息，对于脊柱的曲度改变有敏感的反馈作用。对后正中线的针刺刺激可增加脊柱各向运动控制的敏感度，对相应节段的交感神经兴奋有抑制作用。脊柱曲度的改变直接影响其前方交感链的张力，交感链的张弛与否直接影响交感神经节的兴奋性，交感神经与副交感神经之间的协调对内脏功能调节起到重要作用。

肠道的痛觉神经主要反馈到相应脊柱段，这样与相应脊柱段的其他感觉神经分支形成相互干扰。肠道的异常刺激可以出现腰痛，中医对此类腰痛均加入通便药物，降低肠道内容物对肠壁的刺激。脊神经后支感受到的异常刺激同样可以增加肠道的敏感性，使肠道易激惹，出现消化不良。如五更泻患者，本身存在腰部深层软组织损害，随着腰部放松，后半夜关节突关节附着的深层肌牵拉程度增加，形成可以上传的疼痛刺激，同时增加相应节段肠道兴奋性，出现腹痛、腹泻现象。另外，敏感的肠道需要周围缓冲结构的保护，肠道周围及腹壁脂肪堆积增加，出现腹型肥胖。

督脉多数穴位在棘突间隙，针刺刺激对相应脊柱段的力学调整精准，通过针刺刺激，提高棘间韧带张力感知，虽然不能改变韧带张力，但可以改变感受器的感知敏感度，对于内脏功能调节有积极意义。

任脉在前正中线，是躯干前部的感受器集中区域之一，分别向脊神经前内侧支的感觉神经传递信息，对于腹壁两侧拉力有敏感的感知作用，通过对腹壁两侧拉力的感知，进行躯干位置调整。感受器反馈异常或腹壁张力异常信息传递给相应脊髓节段，影响交感神经的兴奋性，同样是干扰内脏功能的重要部位。前正中线上的重要直观结构为神阙（脐），腹壁力学变化可以直接影响脐周张力，反馈引起躯干后部的肌肉紧张和腹腔内脏的功能。进行脐针治疗或腹针治疗可以刺激腹壁的相应感受器，反馈引起腰部的肌肉放松，使腰部肌肉痉挛引起的腰痛缓解。这种治疗适用于肌肉痉挛期患者。如果腰部肌肉痉挛继发于其他部位，则单纯的腹部针刺只能起到短期缓解疼痛的作用。如果相应的肌肉存在明显肌肉黏弹性紧张的软组织损害，上述调节功能的针刺则如杯水车薪了。

穴位针刺准确与否，需要针下的酸、胀、重、麻的得气感觉。这种能感知到的得气感觉就需要感受器、游离神经末梢或神经节等存在感知功能的结构的感知。流传久远的经络像是功能相似的感知结构的有序排列，距离较近的感受结构在低级中枢部位就可以产生相互影响，而距离较远的感受结构需要在丘脑或大脑皮质水平产生相互影响。经络的形成与感受器传导的相互干扰及感受反馈的中枢同源性有关。古人为了系统理解穴位的相关性和记忆的方便性，将中枢同源的感受器聚集区彼此串联起来，就形成了经络。

内观的方法通过意识对内环境进行感知，感觉到神经系统内在控制的一般规律，将这些规律用语言描述出来，就形成了经络循行规律。每个人的经络走行不完全一样，存在个体差异，说明在三胚层发育过程中，反复折叠结构是不完全相同的。每个中枢反射区的功能有重叠，这样就把不同经络联系到一起，中枢的功能区之间的兴奋或抑制正好反映了经络之间的输注、生克关系。这些反射区存在相关脏器功能调节，正好与经络分属脏腑相关。运动系统软组织与内脏功能存在相互影响，运动系统软组织的损害反馈可以影响内脏功能，内脏功能异常同样可以影响运动系统软组织的感受状态或运动状态。如：冈下三肌的损害可以出现心律失常，冈下三肌处为手太阳小肠经所过，而手太阳小肠经与手少阴心经是表里、脏腑关系；心肌缺血、冠状动脉痉挛可以出现肩臂疼痛，是内脏影响了运动软组织。对于四肢、躯干，最重要的中枢功能就是协调肢体运动中的平衡状态，经络中穴位的力学感知对于肢体运动的平衡状态起到了重要的反馈作用。通过针刺刺激改变中枢的反馈作用，调整肢体的运动平衡。恢复正常平衡状态的肢体运动，没有代偿与失代偿的出现，自然不会有代谢异常和疼痛的表达。

第二节 《素问》《灵枢》经典文献选析

中医经典上达《素问》《灵枢》，有很多篇幅对疼痛做出了较为详细的阐述。对于疼痛的研究方法、成因、发展、不同经脉的病变表现、针刺部位、针刺方法做出了相应论述。说明疼痛疾病自古至今都是影响人体健康的主要问题。随着朝代更迭，药物治疗的兴起，对于疼痛性疾病的认识逐渐脱离了人体实质结构的研究，逐渐发展成为朴素哲学的推演过程。人体结构与功能相关性的认识和治疗成为薄弱环节。

古人在与疾病的不断斗争中，进行了详细的基础研究和临床体格检查，不断总结治疗经验，形成完整的治疗体系。远古之人茹毛饮血、衣不蔽体，在与疾病的斗争中没有那么多男女有别，全身的循按检查是非常常见的，古典脉穴不独取手太阴肺经就可见其一斑。《灵枢·经水》中提到的"若夫八尺之士，皮肉在此，外可度量切循而得之，其死可解剖而视之"，就是古人对疾病认真研究的明确证据。说明解剖学在远古的中医探索中就已经开始了，不论是对敌人部落俘虏的剖割观察，还是对死去同伴的寻因探索，都是很有可能发生的。由于后世对"身体发肤，受之父母，不敢毁伤"的人文认知，直接导致解剖材料的散失、旁落。

对于疼痛的成因、发展变化，经典认为与寒气有直接关系。《素问·痹论》中提到："痛者，寒气多也，有寒故痛也。其不痛不仁者，病久入深，荣卫之行涩，经络时疏，故不通，皮肤不营，故为不仁。"正好符合现代认识，因为寒冷刺激，引起皮肤和皮下浅层软组织内微循环功能下降，代谢产物堆积，刺激游离神经末梢，引起疼痛。微循环障碍引起浅层软组织内老化胶原清除异常，形成了胶原老化交联的第一步。浅层胶原框架结构的改变使免疫细胞运动受到阻碍，免疫功能下降。胶原老化交联范围逐渐扩大，影响到深层软组织内部压力，使软组织内微循环功能下降，久病入营。感觉神经在软性挤压下感知敏感度下降，皮肤感受器的缺血缺氧使其感知能力下降，出现麻木不仁的状态。

从皮肤开始由浅入深的病变过程，逐渐影响人体的空间结构，进而影响内脏功能，出现外至皮毛、内至脏腑的诸多病症变化。正如《素问·皮部论》中所述："是故百病之始生也，必先于皮毛，邪中之则腠理开，开则入客于络脉，留而不去，传入于经，留而不去，传入于府，廪于肠胃。邪之始入于皮也……起毫毛，开腠理；其入于络也，则络脉盛，色变；其入客于经也，则感虚乃陷下；其留于筋骨之间，寒多则筋挛骨痛，热多则筋弛骨消，肉烁䐃破，毛直而败。"这里的"邪"主要指环境变化，六淫之气由表及里影响着人体的功能，皮肤是邪入的第一关。

不同的经脉疾病出现不同的表现，针对所在经脉疾病进行相应部位的治疗。在《素问·刺腰痛篇》中详细论述了各脉问题引发的腰痛、伴随症状、刺血治疗的部位及遵循原则。如：

"足太阳脉令人腰痛，引项脊尻背如重状，刺其郄中。太阳正经出血，春无见血。"足太阳脉引起的腰痛，引起颈项、背部、腰骶部沉重感，尤其腰骶部重坠感。小隐静脉、腘静脉内压力增高，回流功能下降，膝关节以下静脉回流功能异常引起小腿后肌群缺血、缺氧，足踝跖屈力量下降，承重能力减弱，人体重心前移，腰骶后部附着的竖脊肌承受躯干重力增多，需要在腘窝中间的浅静脉上刺血治疗，也就是委中穴放血。此处刺血对于改善小腿、足踝及膝关节周围的软组织内微循环有积极作用，能明显增加踝跖屈和膝关节伸直力量，增加同侧下肢总长度，降低同侧腰骶部肌肉收缩力，缓解腰椎关节突关节压力，消除腰痛及伴随的沉紧重坠感觉。

"少阳令人腰痛，如以针刺其皮中，循循然不可以俯仰，不可以顾，刺少阳成骨之端出血，成骨在膝外廉之骨独起者，夏无见血。"足少阳脉引起的腰痛感觉像用针扎皮肤一般，有些像带状疱疹初期的感觉；或腰部前屈、后伸疼痛，同时会有旋转身体时的疼痛。这种旋转不单纯局限于腰部，还包括头颈部。需要在腓骨头上刺破出血。此处为髂胫束、股二头肌和腓骨长肌附着部位，针刺出血，改善髂胫束、股二头肌和腓骨长肌内腱梭的敏感度，使臀大肌上束和阔筋膜张肌收缩力加强，骨盆同侧倾斜；臀大肌上束和股二头肌长头收缩力增强，骨盆同向水平旋转；腓骨长肌收缩力增强能增加足外翻控制力，有助于下肢外翻角的稳定。骨盆倾斜需要脊柱反向弯曲纠正人体重心，同侧关节突关节压力下降；骨盆同向水平旋转需要脊柱反向水平旋转，进一步降低关节突关节压力，腰部的前屈、后伸、旋转压力都下降，疼痛自然缓解。

"阳明令人腰痛，不可以顾，顾如有见者，善悲，刺阳明于骺前三痏，上下和之出血，秋无见血。"足阳明脉引起的腰痛，伴随扭转身体或扭头时的疼痛加重，如果突然扭转身体或扭头，多数会被痛得哭出来。需要在小腿前外侧刺破三处，用手挤压出血。小腿前外侧为足背伸肌群附着处，针刺放血可提高小腿前群肌的代谢能力，增加足背屈力量。躯干重心随足背屈前移，需要骨盆后旋转纠正人体重心位置，髂股韧带、耻骨韧带限制骨盆后旋转角度，减少了肌肉的应用，可降低竖脊肌收缩负担，减轻或消除腰痛；骨盆后旋转降低关节突关节压力，减轻脊柱旋转时的研磨刺激，对身体及头部旋转引出的疼痛有缓解作用。从某种意义上讲，阳明脉的不可以顾与太阴经所过的内收肌张力增高有关。踝背屈动作的出现使下肢对重心的影响进行了重新调节，骨盆后旋转缓解了因内收肌紧张引起的腰部肌肉紧张状态。

"足少阴令人腰痛，痛引脊内廉，刺少阴于内踝上二痏，春无见血，出血太多，不可复也。"足少阴脉引起的腰痛会牵连到脊柱内侧，需要在内踝上方刺破两处。此处为大隐静脉及分支分布，收集足内侧及足底血液，刺血可改善足内侧、足底和小腿后侧的血液循环，增加足底短屈肌张力，同时降低胫骨后肌、趾长屈肌、蹬长屈肌腱梭兴奋性，使足底长屈肌对内侧纵弓控制力增强，足弓抬升，小腿随距骨外旋转，股骨外旋，内收肌、腰大肌放松，从而消除脊柱内侧的牵拉疼痛。内踝后上方深层有胫后动静脉通过，刺伤动脉会出血很多，不好恢复。这一描述表明针刺时并非只是刺破皮肤或浅静脉，可能更深。

"厥阴之脉令人腰痛，腰中如张弓弩弦，刺厥阴之脉，在腨踵鱼腹之外，循之累累然，乃刺之，其病令人善言，默默然不慧，刺之三痏。"厥阴脉并非厥阴经，是小腿后外侧的一条静脉，是小隐静脉或其分支。厥阴脉引起的腰痛表现为竖脊肌紧张像拉紧的弓弦。骨盆前旋转引起的躯干重心前移，通过竖脊肌张力增加，纠正前移的重心，就会出现腰脊柱段曲度增加、竖脊肌紧张的现象。腰脊柱段曲度增加引起脊柱段调节变化。胸脊柱段后凸，胸交感链放松，副交感兴奋，表现为多言。颈脊柱段曲度增加，肩胛舌骨肌挤压颈内静脉，使颅内血液循环下降，反应迟钝。需要在厥阴脉通过的小腿后外侧皮下，用手轻轻触摸皮下隆起的静脉，刺破三处。此处刺血可降低小隐静脉张力，改善小腿后肌群张力，增加足踝部跖屈力量，使下肢伸直，放松紧张的股四头肌，并使屈髋动作得以恢复，躯干上部重心前移纠正，竖脊肌放松，从而改善或消除症状。

"解脉令人腰痛，痛引肩，目䀮䀮然，时遗溲，刺解脉，在膝筋肉分间郄外廉之横脉出血，血变而止。解脉令人腰痛如引带，常如折腰状，善恐，刺解脉，在郄中结络如黍米，刺之血射以黑，见赤血而已。"解脉有两条，一条在腘窝后外侧，另一条在腘窝内。腘窝后外侧的解脉引起的腰痛伴随肩痛、视物不清、有时遗尿的症状，需要在腘窝后外侧找到曲张的小静脉刺血。此处刺血可改善股二头肌腱和腓肠肌外侧头的血液循环，降低腱梭兴奋性，增加股二头肌张力，牵拉坐骨结节，拮抗臀小肌张力增高引起的骨盆侧前方倾斜，消除骨盆侧倾引发脊柱调节导致的肩痛；增加腓肠肌外侧头张力，使足踝恢复正常力学传递位置。同时对骨盆前旋转引起的眼花和阴部神经刺激引起的尿频有治疗作用。腘窝内的解脉引起的腰痛表现为像被腰带束紧或要折断一样，常因疼痛而恐惧。需要对腘窝内的怒张的小静脉刺血。此处刺血可改善小腿后侧、膝关节周围的血液循环，增强膝关节上下的重力传递调节能力，减轻腰部摇摆、旋转所诱发的疼痛。

"同阴之脉，令人腰痛，痛如小锤居其中，怫然肿，刺同阴之脉，在外踝上绝骨之端，为三痏。"同阴脉引起的腰痛像有小锤敲击一样，并有明显水肿。需要在外踝上腓骨前绝骨穴周围刺破三处。此处为小隐静脉及腓肠外侧皮神经分布区，刺血可改善腓骨长短肌、腓肠肌张力，减少足内翻引起的下肢内旋转和长度缩短，升高骨盆，减少同侧腰部深层压力，消除疼痛和深部静脉回流障碍引起的水肿。

"阳维之脉令人腰痛，痛上怫然肿，刺阳维之脉，脉与太阳合腨下间，去地一尺所。"阳维脉引起的腰痛会突然肿起来，需要在小腿腓肠肌内外侧头合拢处小隐静脉刺血。此处刺血可降低腓肠神经感知敏感度，改善小腿后肌群的微循环，增加腓肠肌收缩力，使足踝跖屈力量增强，下肢伸直，前旋转的骨盆得到纠正，腰部深层压力下降，腰痛及腰部水肿得到缓解。

"衡络之脉令人腰痛，不可以俯仰，仰则恐仆，得之举重伤腰，衡络绝，恶血归之，刺之在郄阳、筋之间，上郄数寸，衡居为二痏出血。"衡络引起的腰痛多为抬举重物引起，抬举重物需要大腿筋膜张力增加以控制骨盆和下肢承重力量，大腿筋膜整体附着髂胫束，受阔筋膜张肌调节。髂胫束内腱梭异常兴奋，臀大肌上束和阔筋膜张肌收缩受到抑制，骨盆对侧倾斜，腰脊柱同侧弯曲，腹内外斜肌兴奋，同侧关节突关节压力增加，腰痛出现。腹内外斜肌兴奋使腰部前屈、后伸受到影响，腰部前屈、后伸运动的疼痛避让可引起重心不稳。需要在腘窝向上，大腿后外侧的怒张小静脉刺血。此处刺血可改善髂胫束内感受器的感知敏感性，降低腱梭兴奋性，增加臀大肌旋转骨盆和阔筋膜张肌侧倾骨盆的力量，使腰椎对侧弯，关节突关节压力下降，疼痛消失。同时改善股二头肌张力，增加骨盆后旋转力量，降低关节突压力。

"会阴之脉，令人腰痛，痛上漯漯然汗出，汗干令人欲饮，饮已欲走。刺直阳之脉上三痏，在跻上郄下五寸横居，视其盛者出血。"会阴脉引起的腰痛，痛起来全身出汗，出汗后想喝水，喝完水就想去厕所。需要在腘窝下小腿上 1/3 处寻找怒张小静脉刺破三处出血。此处刺血可改善腓肠肌张力，与阳维脉有相似作用机制。纠正骨盆前旋转可以减轻骶结节韧带和骶棘韧带的被动牵拉，减少阴部神经刺激症状，缓解尿频的症状。

"飞阳之脉令人腰痛，痛上拂拂然，甚则悲以恐，刺飞阳之脉，在内踝上五寸，少阴之前，与阴维之会。"飞阳脉引起的腰痛，疼痛明显时出现恐惧感，需要在内踝上小腿下 1/3 处小静脉刺血。作用与太阴、少阴脉刺血相似。

"昌阳之脉令人腰痛，痛引膺，目䀮䀮然，甚则反折，舌卷不能言，刺内筋为二痏，在内踝上大筋前太阴后，上踝二寸所。"昌阳脉引起的腰痛，伴随胸部牵涉痛，视物不清，甚至头颈反张向后，言语障碍。昌阳脉在内踝上，为大隐静脉分布区，也是大隐静脉与小腿深静脉交通的交通静脉汇集处。此处刺血可改善踝后脂肪垫血液循环及小腿后肌群的血液循环，降低跟腱内感受器的兴奋性，增加小腿后肌群张力，进而增加腘绳肌张力，牵拉骨盆后旋转，降低腰部深层压力和颈部深层压力，改善胸痛和视觉、语言障碍。

"散脉令人腰痛而热，热则生烦，腰下如有横木居其中，甚则遗溲。刺散脉，在膝前骨肉分间，络外廉，束脉为三痏。"散脉引起的腰痛，伴有下肢发热、心烦症状，像是有一块横木在腰里放着，使腰部变得很僵硬。腰痛严重时出现遗尿。需要在膝关节下、胫骨前刺血。此处刺血可改善胫骨前肌附着处的微循环，降低胫骨前肌张力，使踝背屈、足内翻力减弱，小腿由前内侧倾斜恢复正常位置，内旋转的股骨得到纠正，放松内收肌群和腰大肌，屈髋作用减弱，腰部深层压力下降，腰痛缓解。随着腰脊柱恢复正常位置，原本放松的胸腰段交感链恢复正常，腰部发热症状缓解。

"肉里之脉令人腰痛，不可以咳，咳则筋缩急，刺肉里之脉为二痏，在太阳之外，少阳绝骨之后。"肉里脉引起的腰痛，咳嗽时加重，抽筋疼痛，不敢咳嗽。需要在外踝后上、小腿下 1/4 处，绝骨穴后方小静脉刺血。此处为小隐静脉分布区，刺血可改善腓骨长、短肌肌腱的血液循环，增强腓骨长、短肌收缩力。纠正内翻的足踝，使小腿直立、外旋，放松髂胫束，继而放松腹内外斜肌张力，减少咳嗽时腹内外斜肌牵拉引起的腰部深层关节突关节扭转压力增大的情况。

以上各经脉的治疗均针对急性腰部疼痛或疼痛发生时间不长的腰痛，主要涉及神经调控及局部微循环改善范畴。对于已经出现肌肉软框架改变的慢性腰痛，只能起到改善症状作用，不能彻底治愈。

在《素问·刺腰痛篇》中还介绍了一些以腰痛为主要表现，伴随其他症状的病症的刺血方法。如：

"腰痛侠脊而痛至头几几然，目䀮䀮欲僵仆，刺足太阳郄中出血。"腰痛的位置在脊柱两侧，伴整个脊柱直到头部疼痛，视物不清的，在腘窝后部放血，改善膝关节周围及小腿后肌群的微循环，增强足踝跖屈力量，纠正踝、膝、髋关节的屈曲状态，使脊柱形态得到重新调整，从而消除头痛或视物不清的感觉。

"腰痛上寒，刺足太阳、阳明；上热，刺足厥阴；不可以俯仰，刺足少阳；中热而喘，刺足少阴，刺郄中出血。"此段描述了腰痛的伴随症状，腰痛，痛处寒冷的，刺足太阳、阳明经，就是在足太阳经、足阳明经的走行区域寻找压痛明显的穴位或明显隆起的浅静脉针刺治疗；腰痛，痛处发热的，刺足厥阴经，即在足厥阴经走行区域寻找压痛明显的穴位或明显隆起的浅静脉针刺治疗；腰痛不能前屈后伸的，刺足少阳经，即在足少阳经走行区域寻找压痛明显的穴位或明显隆起的浅静脉针刺治疗；胸中发热、喘息的，刺足少阴经，即在足少阴经走行区域寻找压痛明显的穴位或明显隆起的浅静脉针刺治疗，同时在腘窝浅静脉放血。

"腰痛，上寒不可顾，刺足阳明；上热，刺足太阴……大便难，刺足少阴。少腹满，刺足厥阴。如折，不可以俯仰，不可举，刺足太阳。引脊内廉，刺足少阴。"此段描述了腰痛更多的伴随症状，腰痛，痛处寒冷伴不能转身的，刺足阳明经，即在足阳明经走行区域寻找压痛明显的穴位或明显隆起的浅静脉针刺治疗；痛处发热伴不能转身的，刺足太阴经，即在足太阴经走行区域寻找压痛明显的穴位或明显隆起的浅静脉针刺治疗。腰痛伴有大便困难，刺足少阴经，即在足少阴经走行区域寻找压痛明显的穴位或明显隆起的浅静脉针刺治疗。腰痛伴有小腹胀满，刺足厥阴经，即在足厥阴经走行区域寻找压痛明显的穴位或明显隆起的浅静脉针刺治疗。腰痛时像要折断一样，不能屈伸，不能抬举物体，刺足太阳经，即在足太阳经走行区域寻找压痛明显的穴位或明显隆起的浅静脉针刺治疗。腰痛牵扯脊柱两侧疼痛，刺足少阴经，即在足少阴经走行区域寻找压痛明显的穴位或明显隆起的浅静脉针刺治疗。

"腰痛引少腹控䏏，不可以仰，刺腰尻交者，两髁胛上，以月生死为痏数，发针立已，左取右，右取左。"腰痛牵引两侧腹、胁肋及小腹疼痛，不能屈伸，针刺腰骶部的髂后上棘处，并非骶骨背面的八髎穴，因为"两髁胛上"做出了解释。针刺数量较多，"以月生死为痏数"。采取左右交叉治疗。这是对软组织损害对应补偿调节的早期认识，一侧竖脊肌损害，引起另一侧竖脊肌紧张，失代偿后出现疼痛，在软组织疼痛的临床治疗中是非常常见的。

各经脉除引起腰痛，还可引起很多疼痛症状。

《灵枢·经脉》：手太阴之脉，缺盆中痛，臑臂内前廉痛厥，肩背痛寒；大肠手阳明之脉，是病则齿痛颈肿，肩前臑痛；胃足阳明之脉，膝膑肿痛，循膺、乳、气街、股、伏兔、骭外廉、足跗上皆痛，中指不用；脾足太阴之脉，不能卧，强立股膝内肿厥，足大指不用。心手少阴之脉，臑臂内后廉痛厥，掌中热痛；小肠手太阳之脉，嗌痛颔肿，不可以顾，肩似拔，臑似折，颈颔肩臑肘臂外后廉痛；膀胱足太阳之脉，是动则病冲头痛，目似脱，项如拔，脊痛腰似折，髀不可以曲，腘如结，踹如裂，是为踝厥，头囟项痛，项背腰尻腘踹脚皆痛，小指不用；肾足少阴之脉，脊股内后廉痛，痿厥嗜卧，足下热而痛；三焦手少阳之脉，目锐眦痛，颊痛，耳后肩臑肘臂外皆痛，小指次指不用；胆足少阳之脉，头痛颔痛，目内眦痛，缺盆中肿痛，腋下肿，胸胁肋髀膝外至胫绝骨外踝前及诸节皆痛，小指次指不用；肝足厥阴之脉，病腰痛不可以俯仰。

详细描述了经脉病症的表现，并且疼痛的分布并非单纯经络循行方向，而是包含了经筋分布特点，如"手太阴之脉……肩背痛寒"的描述涉及经筋分布的特点，为疼痛的循经诊治提供更多思路。

《素问·缪刺论》中提到三种不同刺法：

"邪客于足太阴之络，令人腰痛，引少腹控胁，不可以仰息，刺腰尻之解，两胛之上，是腰俞，以月死生为痏数，发针立已，左刺右，右刺左。"病邪在足太阴络脉公孙穴处，即胫骨前肌、胫骨后肌腱膜连接处，抑制上述肌肉收缩，足弓下沉，引起同侧下肢支撑高度变短，骨盆同侧倾斜，重心同侧移动，关节突关节压力加大，出现腰痛，胸腰段对侧弯代偿，牵拉腹外斜肌，出现小腹牵拉感，后伸腰部会加重关节突关节的挤压，出现疼痛加重。通过针刺对侧腰骶后部、腰椎关节突关节增加腰脊柱段对侧弯曲能力，降低痛侧腰椎关节突关节挤压，缓解疼痛及小腹牵拉感，提出左刺右、右刺左的针刺法，说明造成腰痛的直接因素在腰痛的对侧软组织不能良好代偿，可以通过对侧治疗去掉痛侧症状，最终还要去掉太阴之络的病邪才能完全康复。

"邪客于足太阳之络，令人拘挛背急，引胁而痛，刺之从项始数脊椎侠脊，疾按之应手如痛，刺之傍三痏，立已。"提出疾病发病部位的寻找，需要按之应手，也就是存在压硬，有肌张力增高的情况，并且会有压痛出现。应用直刺一针，傍刺三针的围刺或密集刺法。

"邪客于足少阳之络，令人留于枢中痛，髀不可举，刺枢中以毫针，寒则久留针，以月死生为数，立已。"枢中即为环跳，其投影为坐骨神经走行部位，对坐骨神经干的刺激不宜过强，专门提出用毫针治疗，并且久留针，说明神经触及需要小量刺激，久留累加效应，这样做更安全有效，提示九针应用的原则，并非单纯毫针可以代表。

经、脉、络的治疗，均为调神之法，即对神经肌肉调节起作用。适用于筋膜、肌肉本身没有问题，而调节肌肉张力的中枢控制出了问题，出现异常增高的肌肉张力、抑制弱化的肌肉和运动模式的异常。通过对神经感知系统的干预，使中枢得到正常反馈或中枢分析调控能力正常，从而改变肌肉、神经、血管或内脏功能。

如果软组织的软框架结构出现异常，胶原沉积、老化、交联，软组织空间体积缩小，刺激感受器感知形成异常反馈，则调节自主神经系统、改善软组织张力的方法很难达到治愈效果，只能暂时改善症状。

《灵枢·经筋》介绍了各经筋病变的临床表现及燔针劫刺、以痛为输的治疗方法。应用温热的针对压痛部位针刺治疗，既要用热力降解老化胶原，又要寻找疾病的原发部位。经筋治疗是对原发软组织损害部位的软框架治疗，是结构治疗方法，直接影响了人体力学结构，属于机械肌肉调节过程。

"足太阳之筋……其病小指支，跟肿痛，腘挛，脊反折，项筋急，肩不举，腋支，缺盆中纽痛，不可左右摇。"足太阳经筋循行部位为人体后伸功能肌肉群组及其缓冲、限制结构，每个节段的"筋"出现问题，都可能导致整个后伸功能组肌肉代偿应用增多，薄弱的代偿环节或代偿过多的部位就会出现疼痛症状。如：踝后脂肪垫损害的踝背屈避让，增加了足底短屈肌的应用，出现跟肿痛。足外侧纵弓压力增加，小趾应用，小趾外侧角质层增厚，出现鸡眼。腓肠肌下段因疼痛避让收缩减少，上段应用增多，屈膝力量加大，腘绳肌参与伸膝动作，腘窝部筋膜张力增高，出现挛痛。屈踝、屈膝、屈髋联动增加了脊柱代偿环节，腰脊柱段曲度加大，颈脊柱段曲度加大。颈深层损害时，刺激脊神经感觉支，引起颈部扭转疼痛和臂丛神经刺激症状。当然腘绳肌、臀内侧的臀大肌和部分臀中肌、竖脊肌、脊柱段各节段肌肉的损害引起其他部位代偿，均是导致疼痛的原因，需要通过压痛点寻找或摸动脉搏动情况来判断软组织损害的部位。压痛点容易理解，脉搏搏动不是单纯的寸口脉，而是十二经中的跳动的脉。这些脉穿行于肌肉间隙，受肌肉张力影响明显，通过脉搏搏动的强弱，可以判断肌肉张力变化，最后通过辨证，得出疾病的治疗部位。

"足少阳之筋……其病小指次指支转筋，引膝外转筋，膝不可屈伸，腘筋急，前引髀，后引尻，即上乘䏚季胁痛，上引缺盆膺乳颈，维筋急，从左之右，右目不开，上过右角，并跷脉而行，左络于右，故伤左角，右足不用，命曰维筋相交。"足少阳经筋循行部位为人体冠状面稳定和水平面旋转稳定肌肉群组及其缓冲、限制结构，对于人体两侧的力量平衡有重要作用。由于足少阳经筋有躯干旋转作用，如腹内外斜肌跨越了躯干前后，对于躯干的前屈后伸力学变化有转化作用，故为枢机所在。在足踝与腓骨长短肌的旋转外翻踝有关，同时对膝外侧髂胫束、股二头肌都有影响，尤其是股二头肌直接影响胫股关节屈伸运动的相对旋转，使膝关节屈伸不利。髂胫束前连阔筋膜张肌，前引髀；后连臀大肌上束，后引尻。腹内外斜肌可引起侧腰部和胁肋部疼痛。继续向上激发前锯肌兴奋，引起肩部软组织张力增高，出现肩痛伴功能障碍。胸廓的旋转引起颈部反向旋转代偿，出现颈痛、乳突痛、胸骨上窝痛。乳突水肿还会引起耳鸣、面瘫症状。

"足阳明之筋……其病足中指支，胫转筋，脚跳坚，伏兔转筋，髀前肿，㿗疝，腹筋急，引缺盆及颊，卒口僻，急者目不合，热则筋纵，目不开。颊筋有寒，则急引颊移口；有热则筋弛纵缓不胜收，故僻。"足阳明经筋为人体矢状面平衡的躯干前部肌肉群组及其缓冲、限制结构。对于人体矢状面上的力学变化有明显影响。小腿前群肌引起的足踝背屈直接造成站立位小腿重心前移，前足支持力分力增加，中趾的跖趾关节在前足滚动弹起过程中冲击地面增多，出现足跖趾关节痛。大腿前群肌的持续收缩牵拉骨盆前旋，髋关节前方压力加大，出现肿胀。骨盆前旋导致腰椎曲度加大，腹腔脏器前移，对下腹部腹壁压力加大，在腹壁结构力学薄弱部位出现疝气。骨盆前旋后的脊柱调节，使腹壁受到牵拉，同时拉动胸壁，引起胸锁乳突肌和前中斜角肌代偿增多，出现颈部旋转不良。胸锁乳突肌对于乳突的牵拉引起乳突窦水肿，压迫面神经，出现面瘫。对于足阳明经筋组成部分的损害环节进行治疗，可明显消除上述症状。

"足太阴之筋……其病足大指支，内踝痛，转筋痛，膝内辅骨痛，阴股引髀而痛，阴器纽痛，下引脐两胁痛，引膺中脊内痛。"足太阴经筋循行为人体矢状面平衡的躯干前部肌肉群组及其缓冲、限制结构。与足阳明经筋形成下肢前侧的冠状面平衡关系。绕内踝后为胫骨后肌、趾长屈肌、踇长屈肌肌腱所过，上述肌肉收缩对于足有跖屈作用，与足太阳经筋的作用一致，但对于足纵弓而言，有明显的抬高足弓的作用。如果此处韧带约束过多，造成腱梭异常兴奋，其连接的肌肉收缩抑制，足弓高度会下降。针刺刺激腱梭去极化，其连接肌肉收缩抑制去除，肌肉收缩力恢复，足弓抬高使楔骨关节收紧，舟骨外移，距骨外旋，小腿及大腿同时外旋转，膝内侧间隙变小，放松膝关节内侧副韧带牵拉；放松长短收肌对骨盆前缘的影响，对于整个下肢长度的影响是非常重要的。骨盆空间位置的纠正，使脊柱不再代偿骨盆的单侧前旋，胸廓恢复正常状态，呼吸顺畅。内收肌牵拉的阴股痛、阴器扭痛和胸廓旋转引起的胁痛、脊内痛都会消失。

"足少阴之筋……其病足下转筋，及所过而结者皆痛及转筋……在外者不能俯，在内者不能仰。"足少阴经筋循行为人体矢状面平衡的下肢后部肌肉群组、躯干深部肌肉及其缓冲和限制结构。足少阴经筋起于足底，自内踝后下入小腿，起到足内翻控制作用，过于紧张时引起足内翻。结于足跟、胫骨内侧髁下方、外阴、枕骨，这些部位都是受力点，过度紧张出现牵拉痛。足少阴经筋与足太阳经筋形成大腿冠状面平衡关系，走行部位位于髋部支点后侧，共同控制骨盆前旋。损害时，骨盆前旋不能，即不能俯。足少阴经筋在脊柱旁上行，为椎旁深层肌、椎管内脂肪和韧带部分，损害时，腰椎后伸疼痛。所以在足少阴经筋问题内会存在椎管内软组织损害。

"足厥阴之筋……其病足大指支，内踝之前痛，内辅痛，阴股痛转筋，阴器不用，伤于内则不起，伤于寒则阴缩入，伤于热则纵挺不收。"足厥阴经筋循行部位为下肢冠状面平衡的内侧肌群组、腹壁侧前方及颈侧前方、头顶部。对于人体的整体冠状面稳定起到与足少阳经筋相互协同、相对拮抗的作用。过度应用的踝内侧、膝内侧、大腿内侧软组织，出现损害时均会引起疼痛。同时，内收肌群的紧张引起骨盆前旋，骶结节韧带、骶棘韧带长期控制上翘的骶骨角，挤压阴部神经，出现生殖器不灵敏的情况。足厥阴经筋向上连接腹外斜肌腱膜，受寒冷刺激收缩，引起提睾肌牵引睾丸缩入。如足厥阴经筋因热而放松时，骨盆后旋，阴部神经放松，可能会出现阴挺不软的现象。骨盆前旋带动脊柱下段前移，启动脊柱调节，造成颈脊柱段曲度增加，咽喉黏膜受到牵拉，出现紧胀感。同时颈前交感链拉紧，颅内血管痉挛，引起头晕、头痛。

"手太阳之筋……其病小指支，肘内锐骨后廉痛，循臂阴入腋下，腋下痛，腋后廉痛，绕肩胛引颈而痛，应耳中鸣痛，引颔目瞑，良久乃得视，颈筋急则为筋瘘颈肿。"手太阳经筋可以引起肘内侧痛、腋下痛、腋后线处痛、肩胛区及颈部痛、耳鸣、眼花、颈部筋膜张力增加引起的淋巴结炎症等。上述症状特点与冈下窝附着肌肉损害引起的临床症状基本重叠。

"手阳明之筋……其病当所过者支痛及转筋，肩不举，颈不可左右视。"手阳明经筋所过的部位疼痛，肌肉紧张，上肢外展高举不能达到 90°，头颈部旋转障碍。与颈部深层的关节突关节周围软组织损害引起的临床症状重叠。

"手太阴之筋……其病当所过者支转筋痛"，手太阴经筋所过的部位疼痛。

手的三阴三阳经筋同样存在应用后劳损的代偿疼痛，某一部位损害，整条经筋都可能出现症状。但手、上肢在日常应用中没有足、下肢承受力多，代偿损害出现较少，所以在《灵枢·经筋》中描述较少。

在《灵枢·厥病》内论述了头痛的伴随症状及头痛的治疗部位。如"厥头痛，面若肿起而烦心，取之足阳明、太阴"，头痛伴随面部肿、心里烦的在足阳明、太阴经中寻找损害部位，常用内收肌的耻骨附着处或耻骨联合上缘针刺治疗头痛。"厥头痛，头脉痛，心悲善泣，视头动脉反盛者，刺尽去血，后调足厥阴"，头痛以跳痛为主，头部静脉血管怒张的，可以先放血，再选择内踝后、内收肌或腹内外斜肌治疗。"厥头痛，贞贞头重而痛，泻头上五行、行五，先取手少阴，后取足少阴"，头沉痛的可以选择腰骶后部、腰部深层治疗。"厥头痛，意善忘，按之不得，取头面左右动脉，后取足太阴"，记忆力减退的头痛，按压不到痛的地方，可以选取腰骶后部和腰部深层治疗。"厥头痛，项先痛，腰脊为应，先取天柱，后取足太阳"，先有脊柱疼痛，尤其是颈脊柱疼痛，再有头痛的，可以先治疗颈脊柱，再治疗腰骶后部、臀内侧、胸腰脊柱段等。"厥头痛，头痛甚，耳前后脉涌有热，泻出其血，后取足少阳"，头痛很厉害，耳朵前后的血管感觉热的，可以先在耳前后放血，再治疗足少阳经走行的部位。外踝、臀旁侧、腹内外斜肌的治疗能起到良好的治疗作用。"头半寒痛，先取手少阳、阳明，后取足少阳、阳明"，偏头痛的在考虑治疗颈肩部软组织损害同时，还要考虑腹内外斜肌和臀旁侧、外踝等处。

《灵枢·杂病》中描述了"厥挟脊而痛者至顶，头沉沉然，目䀮䀮然，腰脊强，取足太阳腘中血络"，脊柱两侧疼痛到头顶、头沉、视物不清、腰脊柱活动不灵活，需要在腘窝静脉刺血。对于腘窝处浅表静脉的刺血，在腰痛、膝痛、头痛、脊柱痛的治疗中都有提及，说明小腿及膝部的血液循环功能对于下肢承载力学冲击的作用非常重要。良好的小腿肌泵和膝关节力学缓冲对于整个人体运动调节起到积极影响。"大便不利，取足少阴"，大便秘结的需要对腰部深层软组织针刺治疗，腰部深层软组织损害刺激游离神经末梢，引起交感神经应激兴奋，肠道运动减慢，出现便秘。"膝中痛，取犊鼻"，膝关节中间痛，需要髌韧带针刺治疗，降低腱梭的兴奋性，增加股四头肌的收缩力，使膝关节伸直，从而减少髌股关节压力，消除疼痛。"聋而不痛者，取足少阳"，耳聋且有耳痛的说明耳内存在急性炎症，只聋不痛的与听觉相关神经损伤有关，主要涉及乳突水肿对镫骨肌神经的影响。去掉引起胸锁乳突肌、头夹肌、头最长肌应用增多的因素，即可改善乳突内血液循环，足少阳经的走行区域正好符合治疗要求，尤其臀旁侧软组织损害造成的骨盆侧倾引发的颈脊柱段调节是常见部位。"腰痛，痛上寒，取足太阳、阳明；痛上热，取足厥阴；不可以俯仰，取足少阳"，对于不同症状的腰痛进行了相应治疗部位的指导。腰冷痛的与腰部浅层肌损害有关，因张力增高，微循环减少而出现温度下降。腰痛不冷的，多为腰部肌肉收缩纠正躯干重心前移，与骨盆前旋转有关，需要治疗内收肌所在的足厥阴经。腰痛伴前屈后伸疼痛加重的，与腹内外斜肌的躯干侧方稳定及前后运动的辅助控制无力有关。"项痛不可俯仰，刺足太阳；不可以顾，刺手太阳也"，颈痛伴屈伸疼痛加重的，与脊柱两侧软组织损害有关，实际上，脊柱的屈伸变化受骨盆位置变化影响非常明显，所以，六经皆可致头痛。对于颈痛不能旋转，认为与颈肩部旋转肌肉有关，需要治疗手太阳经。实际上，颈部旋转功能不良与整个人体的旋转控制有关，颈肩部的斜行肌肉、腹内外斜肌、臀大肌、内收肌都可能引起颈部旋转疼痛。

《素问·骨空论》中提及"腰痛不可以转摇，急引阴卵，刺八髎与痛上，八髎在腰尻分间"，认为男性腰痛不能摇晃转动、睾丸抽痛，需要在腰部痛处及骶骨背面的骶后孔周围针刺治疗。"八髎在腰尻分间"的分间不是骶后孔内，而是竖脊肌的骶骨附着处和骨肉之间，说明此种症状与竖脊肌损害有关，竖脊肌的脊柱最近附着部分为胸腰段，对腹外斜肌支配的神经有明显影响，提睾肌痉挛引睾丸抽痛。

在《素问·骨空论》中详细论述了膝关节不同症状的治疗。"蹇膝伸不屈治其楗。坐而膝痛治其机。立而暑解，治其骸关。膝痛，痛及拇指治其腘。坐而膝痛如物隐者，治其关。膝痛不可屈伸，治其背内。连骺若折，治阳明中俞髎。若别，治巨阳少阴荥。淫泺胫酸，不能久立，治少阳之维，在外踝上五寸。辅骨上横骨下为楗，侠髋为机，膝解为骸关，侠膝之骨为连骸，骸下为辅，辅上为腘，腘上为关，头横骨为枕。"走路时，膝关节能伸不能屈，说明髌骨向下运动不良，与股四头肌兴奋性增高有关，通过对髌韧带周围的治疗，增加腱梭的敏感度，消除股四头肌紧张引起的屈膝障碍。古人坐的动作是跪坐，膝关节完全屈曲。跪坐疼痛与膝关节内积液有关，针刺大腿外侧的筋膜组织，使大腿筋膜张力下降，股四头肌收缩力下降，髌股关节压力下降，滑膜关节摩擦力减小，膝关节积液消失。站立时膝关节内的烧灼感，通过对膝后关节囊韧带的治疗，降低后关节囊韧带张力，膝关节完全伸直，关节面异常压力消失，关节内灼热缓解。膝关节疼痛，痛到大趾的，通过对腘窝的治疗，改善小腿及膝关节的血液循环，增加小腿三头肌张力，缓解踇长屈肌过度紧张，治疗膝痛及大趾痛。跪坐时，膝关节疼痛如有障碍物阻挡，即现代医学的腘窝囊肿，针刺囊肿及其上方的筋膜可以使囊肿吸收、腘绳肌收缩力增强，纠正骨盆前旋而消除症状。在临床中，有很多腘窝囊肿与微屈膝代偿力学变化有关，单纯局部治疗的持久效果不稳定。膝关节疼痛，屈伸功能都不好的，需要在背部的脊柱两侧治疗。涉及股四头肌和内收肌群的神经支配，这些神经发出部位存在软组织损害时，刺激脊神经后支，引起其同神经元支配区的肌肉兴奋性增高和感觉过敏，出现膝关节运动负荷增加及疼痛。背内包括胸脊柱段和上腰段软组织附着部分。膝痛伴随小腿连接处折断感觉时，小腿前群肌腱的治疗可增加趾长伸肌收缩力，减少膝关节过伸位对胫骨前方的压力。膝关节疼痛像要分离的感觉，对胫骨前肌、胫骨后肌附着的然谷穴（少阴荥穴）和小趾关节外侧的通谷穴（太阳经荥穴）治疗，增加胫骨前肌、胫骨后肌对足纵弓的控制，调节前足承重反馈能力，增加足部承重的力学代偿，降低膝关节的代偿应用，消除膝关节痛得要掉落的感觉。

对于针刺方法及针刺手法进行分别叙述。在《灵枢·官针》中提到针刺的十二种刺法，即报刺、恢刺、齐刺、短刺、傍针刺、偶刺、扬刺、阴刺、直针刺、输刺、浮刺、赞刺。

"报刺者，刺痛无常处也，上下行者，直内无拔针，以左手随病所按之，乃出针复刺之也。"报刺是典型的寻找压痛点的针刺方法，将针刺入皮下，用手寻找病变所在之处，反复针刺。病变可以是条索、硬结，也可以是压痛、压硬部位。

"恢刺者，直刺傍之，举之前后，恢筋急，以治筋痹也。"恢刺在直刺的同时加入斜刺成分，对于病变缩短的肌肉骨骼连接部分或筋膜集中走行部分进行多方向针刺，达到张力增高部分松弛的目的，能有效降低肌肉的被动牵拉或牵张反射引起的肌肉高张力状态。

"齐刺者，直入一，傍入二，以治寒气小深者。"齐刺增加了傍入针数，形成对病变部位围刺的雏形。提出对于寒气刚刚深入的情况需要增加进针数量对病变包围的治疗方法。

"短刺者，刺骨痹，稍摇而深之，致针骨所，以上下摩骨也。"短刺对于慢性软组织损害的肌肉骨骼附着处损害提出摩骨的针刺方法。摩骨非磨骨，是对骨的直接按摩，使骨膜受到压力刺激，改变骨膜张力，改善骨内微循环，起到健骨功能，对骨痹有明显效果。

另外，傍针刺、偶刺、扬刺、阴刺都是多针刺入，有密集针刺的趋势。旨在将病变部位包围其中，增加进针量以达到最好效果。所以，《灵枢·官能》中说"得邪所在，万刺不殆"。

对于针刺结构的不同，提出不同程度的软组织损害，选择不同的针刺结构，治疗不同时期的症状。其中"半刺者，浅内而疾发针，无针伤肉，如拔毛状，以取皮气，此肺之应也"，是对皮肤及皮下浅筋膜的针刺，用于治疗因皮肤感受器感知异常引起的相关症状，如手术或感染后的皮肤瘢痕直接影响了皮肤对外环境和人体角度的感知，造成中枢的错误分析和相应肌肉的过度应用。通过对皮肤及浅筋膜层的针刺，增加感受器的感知代偿，从而消除症状。"豹文刺者，左右前后针之，中脉为故，以取经络之血者，此心之应也"，是对经络中静脉的放血治疗，用于改善局部微循环功能，增加组织修复和相应部位的代偿，消除临床症状。"关刺者，直刺左右，尽筋上，以取筋痹，慎无出血，此肝之应也"，是对肌腱、筋膜束带、韧带、黏弹性紧张的肌肉的治疗，用于慢性软组织损害。通过对软组织损害结构的针刺，使其放松，消除软组织对骨骼的整体力学影响，减少或消除代偿状态，从而消除临床症状，是慢性软组织损害的主要治疗方法。"合谷刺者，左右鸡足，针于分肉之间，以取肌痹，此脾之应也"，是对肌肉本身、肌筋膜的治疗。通过刺激肌肉内部异常敏感的肌梭，使其去极化进入不应期，放松肌肉，达到"以松治痛"的目的。对肌肉间肌筋膜的治疗，可以增加其间走行血管神经的敏感性，使其对肌肉血液供应和内环境感知能力增强，改善肌肉功能，治疗软组织疼痛。"输刺者，直入直出，深内之至骨，以取骨痹，此肾之应也"，是对骨骼软组织附着部分的治疗，通过对软组织骨骼附着处的针刺，改善骨膜的力学感知，放松牵张力量增加的肌肉，消除异常力学刺激对骨骼空间位置的影响，达到治疗软组织疼痛的目的。

在针刺深度和部位的判断上，《灵枢·终始》提出"病痛者阴也，痛而以手按之不得者阴也，深刺之"，认为浅层按压不到疼痛的软组织，可以深刺探寻和诊断性治疗。病史漫长的软组织损害，浅层的感觉神经末梢已经钝化，不能良好地反馈疼痛，"深刺之"可探刺到损害的软组织部位并进行治疗。在《灵枢·终始》中强调了软组织损害原发部位的治疗，"病先起于阴者，先治其阴而后治其阳；病先起于阳者，先治其阳而后治其阴。"腹为阴，背为阳，初步区分了躯干前后软组织损害对于人体矢状面调节的影响。提出先治疗原发部位再治疗继发部位的治疗顺序。治疗顺序不同，治疗过程中会产生不同的效果。

通观《灵》《素》，只得冰山一角用来治疗软组织疼痛。推演开来，可展现无限乾坤。

第三节　穴位功能与人体力学的关系

穴位为古人所研究发掘，总结后用于治疗多种疾病，针刺穴位属于纯物理刺激疗法，作用于人体本身。既然作用于人体，就与软组织存在千丝万缕的联系。通过软组织中肌肉调节功能的分析及感觉神经分布区的神经反馈，初步分析其所能出现的功能。通过物质基础的媒介，良好掌握穴位的应用，跳出一个疾病一批穴位交替用的固化思维，精选穴位，准确治疗病症。

一、五输穴

传统的五输穴在人体力学调整中的角色，确定了五输穴治疗疾病的重要作用。井、荥、输、经、合，各有各的作用特点，各有各的力学角色。因其作用的部位都是通过中枢发挥作用，并未对软组织损害局部产生影响，所以在治疗脏腑功能病及肌肉痉挛性疼痛上效果显著，而对肌肉结构发生改变引起的疼痛则作用短暂。

（一）井穴

位于肢体末端，是中医经络里所讲的经气所出之处，是人体感知周围环境的开端，为人体最远端也是最灵敏的力学感知部分，感知周围环境为中枢做出正确判断提供准确信息。激发同一力学感觉组感知，在大脑皮质形成反射，这种变化对同皮质区的其他部位功能有明显的调整作用。如这些部位对肢体力学传递调整的同时，对思维敏锐性也产生调整作用，从而更好地分析周围环境的状态，故可治疗神昏。

（二）荥穴

多位于掌指或跖趾关节之前，在肢体末端感受外环境信息的同时，启动了第一个力学形变关节的运动，关节囊韧带的牵拉或挤压刺激传递给运动系统的控制中枢，是感知由单纯感觉到运动觉产生的过程，形成了经络中经气渐盛的变化。运动是要产生热量的，产生的热量要散出体外，激发荥穴处感受器的活性可以增加体表微循环的血管开放量，就像运动时的汗液不断排出散热一样，所以对热病的治疗有作用。

（三）输穴

多位于掌指或跖趾关节之后，对于关节的明显运动形变产生感知，是人体关节力学运动状态的明显激发部分，是启动人体整体协调运动的基石，此处的力学感知状态对于各相关力学传递关节的协调运动存在明显影响。对于此处感受器的刺激能明显改善关节间的运动协调状态，所以对运动模式异常的关节疼痛有明显治疗作用。为经络中经气强盛的部位。

（四）经穴

多位于腕踝关节以上，是感受多关节运动变化的部位，从肢体末端的单关节反馈转变为多关节反馈。腕踝关节的支撑和运动模式异常直接影响人体的整体力学传递，尤其是运动中的力学结构塌陷，使运动代偿增多，躯干的摇摆增加脊柱的不稳定性，影响脊神经对内脏的正常支配与反馈，内脏功能出现紊乱。此处针刺可治疗内脏功能性疾病。为经气聚成之处。

（五）合穴

多位于肘膝处，是关节联动的中间环节，此处感受器能反馈肢体整体关节联动的力学传递状态，也是多条经络交通的部分，对于肢体六柱系统力学调整有明显影响。肘膝部的软组织较肢体末端明显增厚，感受器的分布也逐渐立体，表现为经气深入的现象。肘膝的形态变化直接影响脊柱的运动状态，对内脏功能异常产生明显调节作用。

二、八会穴

八会穴为《难经》中提及的脏、腑、气、血、筋、脉、骨、髓的精气各自汇聚处的八个腧穴。脏会章门、腑会中脘、气会膻中、血会膈俞、筋会阳陵泉、脉会太渊、髓会绝骨、骨会大杼。

（一）章门

章门位于十一肋下方，为腹外斜肌所过处，是感受器密集区，针刺此处可以反馈干预内脏大神经功能，增加肝脏内环境调整敏感度，同时调整腹外斜肌张力，使下降的胸廓前下缘得以抬升，增加了胸腔活动空间，降低了膈下压力。心、肺的活动空间增大，压力负荷减小，明显增加换气和心排血量，对胸闷、气短、叹息症状有明显治疗作用。腹外斜肌放松，胸廓下拉力下降，肝胆外在压力负荷减小，随呼吸运动的肝脏运动增加，门静脉入肝血流量增加，胃肠道血液淤滞状态改善，肠道对水液调节能力增强，组织内血液循环增加，所以对内脏功能的血液调节有明显治疗作用。对腹痛、腹泻、肠鸣、泄泻、呕吐、胸胁痛、黄疸、痞块、腰脊痛有治疗作用。

（二）中脘

中脘位于前正中线脐与剑突连线中点，在腹白线上。此处感受器刺激可反馈干预内脏大神经功能，增加胃的兴奋性，同时放松上腹部肌肉张力，降低胃的外在压力。胃壁浆膜层压力增加影响胃壁静脉血液回流，导致胃水肿，出现防御能力减弱，自律运动异常，发生胃部疾病。同时腹部网膜层受压，影响胃肠道运动状态和免疫功能，对于消化系统"腑"的功能产生明显影响。针刺中脘对于调节上腹部压力有明显作用，故为腑会之处。对于胃痛、呕吐、呃逆、反胃、腹痛、腹胀、泄泻、痢疾、水肿有治疗作用。

（三）膻中

膻中位于前正中线与两乳头连线交点，是胸腹部肌肉的腱膜性筋膜交会连接处，也是躯干前部肌肉力学集中的部位。存在大量感受器，针刺刺激可放松胸壁附着的胸大肌和肋弓附着的腹肌，增加胸廓在呼吸运动中的上下移动度，明显改善肺部吸气和呼气的压力差，减少肺内淤血与肺组织水肿。同时降低纵隔的压力，增加心脏射血分数。心肺功能的改善对气体交换和组织氧供应有积极作用。膻中为理所当然的气会之所。对胸痹心痛、腹痛、心悸、胸闷、呼吸困难、呃逆、咳嗽、气喘、产妇缺乳、乳腺炎等有治疗作用。

（四）膈俞

膈俞位于第七胸椎棘突下缘旁开 1.5 寸，为下斜方肌与背阔肌重叠处。此处针刺可增加肩外侧下后移动力量，增加肋骨在呼吸时的翻转范围，从而增加胸腔容积，使心肺血流量增加，携氧能力明显改善。同时胸骨与肋软骨在呼吸时的明显相对翻转，增加了胸骨内的微循环流动动力，使造血功能旺盛。胸骨后的胸腺受胸骨、肋软骨相对旋转的筋膜张力影响。胸腺内挤压与放松的交替出现，增加了胸腺的血流，使 T 细胞免疫功能明显增强。肋骨翻转提升胸廓能力的增加，上腹部压力下降，胃容纳、研磨和胃动力加强，营养吸收增多，使人体功能进一步提高。胸廓下缘的提升使膈肌拉紧，增加了呼吸时腹腔脏器的推动作用，对肠道内容物的排除有重要作用。膈俞针刺反馈干预内脏大小神经功能，增加肝、脾对血液自净功能的调控。所以，膈俞治疗可以使心胸舒畅、上腹部及背部轻松，对腹胀、腹痛、嗳气、反酸、呃逆、食欲不振、头晕、心悸、烦躁不安、贫血有治疗作用。

（五）阳陵泉

阳陵泉位于腓骨头前下方凹陷处，浅层为股二头肌与胫骨前肌筋膜连接，深层为胫骨前肌、腓骨长肌附着和腓总神经穿入小腿前入口。此处针刺可降低股二头肌和胫骨前肌张力，增加二者的收缩力，同时增加腓骨长肌的收缩力。站立位的足纵弓提升与伸髋作用可降低竖脊肌的躯干控制收缩力，对于脊柱的纵向压力有放松作用。降低腹外斜肌的张力，降低 T10 前方胸椎压力，减少相应节段交感神经的兴奋性。对胸胁满痛、呕吐、胆囊炎、寒热往来、腰痛、膝关节疼痛、下肢麻木、脚软胫酸、小便不禁、遗尿、肩痛等有治疗作用。

（六）太渊

太渊位于腕掌横纹桡动脉搏动处，在桡侧腕屈肌腱外侧，拇长展肌腱内侧，有前臂外侧皮神经和桡神经浅支交织分布。此处针刺可反馈引起下颈脊柱段的深层肌肉放松，减少颈胸交界处脊柱段的向后弯曲角度，从而减少颈前星状神经节的被动牵拉，降低星状神经节的兴奋性，降低呼吸道敏感性。为手太阴肺经输穴，对咳嗽、气喘、无脉症、腕臂痛有治疗作用。

（七）绝骨

绝骨又名悬钟，位于外踝上 3 寸的腓骨前缘，为腓骨长、短肌和趾长伸肌肌腱移行处。针刺此处可增加腓骨长、短肌和趾长伸肌的收缩力，外翻后伸与外翻前屈共同作用使足外翻，从而诱发胫骨前、后肌兴奋，内翻足踝。腓骨长、短肌与胫骨前、后肌共同作用使足弓抬高，故有悬踵之意。足弓抬升使月骨外移、距骨外旋，小腿随之旋外。大腿旋外放松下肢外旋转肌群，骨盆矢状面平衡关系恢复，脊柱代偿的前后曲度变化恢复正常，髓内压力下降，神经系统功能增强。故有髓会绝骨之意。

（八）大杼

大杼位于第一胸椎棘突下旁开 1.5 寸，为颈胸筋膜交会处。针刺此处可增加上斜方肌、中斜方肌力学感知和收缩功能，使前探的头部回归正常位置，能明显放松颈部被动牵拉的韧带和因此激活的头夹肌、头半棘肌，减缓颈部疼痛症状。头部空间位置的回归，降低肩胛舌骨肌对甲状旁腺的挤压，增加甲状旁腺的钙调节功能。同时使脊柱的曲度变化出现重新调整，胸椎曲度变小、腰椎曲度变小，膝关节的屈曲纠正重心前移的应用减少。腰部疼痛消失，膝关节疼痛消失，身体变得挺拔而有力量。大杼穴有强筋健骨的作用，所以说骨会大杼。

三、四总穴

委中为足太阳膀胱经穴位，位于腘横纹中点。解剖部位为半腱肌、半膜肌、股二头肌肌腱与腓肠肌之间的腘窝中部，由浅入深为浅筋膜层、腘窝筋膜层、小隐静脉注入腘静脉处、腘窝脂肪层、腘静脉、胫神经、腘动脉、腘斜韧带、膝关节后关节囊。腘窝内有丰富的感受器，对膝关节乃至整个骨盆的受力状态有反馈性调节作用。对于胫神经周围的刺激，可降低胫神经兴奋性，放松小腿后肌群，增加小腿深静脉的血液回流。小腿后肌群张力高时，浅静脉血不能通过交通静脉进入深静脉，血液淤滞于下肢，造成小腿的潜在水肿，晚上卧床休息，重力对下肢影响消失，下肢血液回流，有效血容量增加，肾利尿增多，出现夜尿频多。对于膝痛、夜尿多有一定调节作用。委中穴放血，主要放小隐静脉和小隐静脉交通静脉的血液，从而改善小腿后侧血液循环，增加小腿肌群的血液供应，调节肌肉张力，反馈性引起腰部深层肌肉放松，从而改善腰背部肌肉痉挛引起的疼痛。

足三里为足阳明胃经穴位，位于外膝眼下 3 寸，解剖位置为胫骨前肌、拇长伸肌处。此处针刺能调节足背伸力量，降低踝前囊压力，使踝前痛、足背麻消失。足踝跖屈作用的小腿后群肌得到放松，从而影响足太阳膀胱经。踝部位置恢复正常，屈膝、屈髋得到改善，骨盆前旋转得到纠正，腹部压力下降，胃脘胀满、食欲不振、胃寒症状缓解。同时足三里为腓总神经分布区，腓总神经的刺激可降低小腿前群肌张力，缓解大脑皮质同源的上肢及肩部肌肉张力，使肩痛、上肢痛缓解。

列缺为手太阴肺经穴位，位于桡骨茎突高点上方。此处为拇长展肌腱、拇短伸肌腱腱鞘处，偏上方有桡神经浅支通过。腱鞘及肌腱内均有丰富感受器，针刺时可放松肌肉并增加肌肉收缩力。拇长展肌、拇短伸肌腱有旋转腕部作用，与前臂旋后肌群、冈下肌、小圆肌为同功能组肌肉。列缺针刺可改善上述肌肉的紧张状态，从而治疗腕、肘外侧、肩部疼痛。肩部肌肉的放松，降低颈部压力，对颈项部软组织高张力疼痛有缓解作用。另外，桡神经浅支的针刺刺激，可降低同经根的颈部神经分布区敏感度，从而进一步改善疼痛症状。颈部肌肉的放松对头痛有治疗作用。

合谷为手阳明大肠经原穴，位于第一、二掌骨间，当第二掌骨桡侧中间点。此处为第一骨间背侧肌和拇收肌横头，有桡神经浅支和正中神经指掌侧固有神经分布。拇收肌刺激可放松前臂屈肌和指屈肌张力，缓解肘内痛、前臂内侧痛。桡神经、正中神经刺激可缓解颈椎脊神经后支分布区疼痛，放松颈部后伸肌群张力，缓解枕大神经刺激引起的头痛。头颈关系恢复，咬肌张力下降，翼内肌、颞肌随之放松，牙痛、颜面痛、偏头痛消失。

四、常用穴位举隅

（一）单穴

很多单一穴位对人体的全身调节有积极作用。

1. 三阴交 三阴交为下肢三阴经交会穴位，对于很多疾病都有治疗作用。三阴交在内踝尖直上三寸，胫骨后缘。三阴交在解剖上位于胫骨内后侧，针刺部位为胫骨后肌、趾长屈肌、踇长屈肌肌腱，针刺此处可以调节腱梭的兴奋性，使应激功能减退的胫骨后肌、趾长屈肌、踇长屈肌恢复原有活性。此三肌为足弓的外在控制肌，有抬高足弓的作用。足弓抬高，增加踝部的稳定性，使距骨内旋减少，足踝代偿应用减少，足踝痛消失。距骨恢复正常位置，带动小腿外旋，股骨外旋，膝关节内侧间隙变小，原有拉力消失，膝关节内侧痛消失。股骨外旋后，内收肌群中的长收肌、短收肌、股薄肌、大收肌前束放松，大腿内侧痛消失。引起骨盆前旋的内收肌群放松，骨盆恢复原有位置。腹直肌牵拉减少，小腹痛、胃脘胀满、月经不调、尿急、尿频、盆腔积液消失。阴部神经刺激症状减少，男性阳痿、遗精、阴茎痛、睾丸收引挛痛消失，女性性交痛、痛经、会阴胀痛消失。所以有"妇科三阴交"之说。腰椎曲度恢复原有状态，腰部深层压力下降，腰痛消失。腹直肌牵拉胸廓向下，吸气量减少，出现常太息。腹内外斜肌放松，肋胁满痛消失。胸廓恢复正常，胸椎曲度恢复正常，背痛消失。头颈前移纠正，颈前舌骨上下肌拉力降低，咽部紧缩感、异物感消失。肩胛舌骨肌恢复正常功能，颈内静脉压力下降，颅内血液循环恢复正常，慢性高血压血压下降。颈后伸肌群应用减少，头痛消失。颈椎深层压力下降，颈痛消失。头颈关系恢复正常，颈上神经节刺激减少，痉挛的颅内动脉和眼底动脉放松，头晕、眼花减少，晕厥和血压波动不定消失。枕后肌群牵拉减少，帽状腱膜放松，头顶紧压感消失，头脑清醒。这些相关力学分析正好符合三阴交可治疗症状范围。同时，三阴交为隐神经走行分布区，针刺刺激可调节股四头肌的紧张度，对膝关节内压力和运动轨迹有影响，膝痛、活动摩擦音与此有关。缓解腰大肌紧张，减轻腰痛，增加盆腔血液循环。

2. 太冲　太冲为肝经穴位，位于足背侧，第一、二跖骨结合部之间的凹陷处。此处为骨间肌所在之处，有研究表明，足部骨间肌兴奋可激活股四头肌兴奋，针刺调节骨间肌兴奋性，原有的屈髋作用减弱，骨盆后旋转，腰部深层压力下降，腰痛消失。腰部曲度恢复正常，胸廓下移得到纠正，背痛消失，呼吸顺畅。腹外斜肌与股直肌拮抗减少，肋胁满痛消失。胸椎曲度恢复，头颈前移改善，头晕、眼花、口苦、咽干、咽部紧缩感、高血压消失。正好符合太冲治上冲之肝气的特点。同时，腓深神经、颈神经在此的感觉神经分布，对于调节上述两条神经支配肌肉的紧张度有积极作用。

3. 地机　地机为脾经穴位，位于小腿内侧，内踝尖与阴陵泉连线上，阴陵泉下 3 寸。此处为比目鱼肌胫骨附着点，针刺对比目鱼肌张力有调节作用，比目鱼肌张力增加可使背屈的踝部伸展，从而改变屈膝、屈髋状态，使骨盆的空间位置得到纠正，降低竖脊肌张力治疗腰痛，同时降低腹直肌、内收肌张力，治疗痛经、阴道炎、遗精、前列腺炎、食欲不振和腹痛症状。

4. 手三里　手三里为手阳明大肠经腧穴，位于前臂背面桡侧肘横纹下 2 寸。解剖为桡侧腕长伸肌、桡侧腕短伸肌和深部的旋后肌。桡侧腕长伸肌的针刺刺激可以降低桡侧腕长伸肌腱对桡神经浅支的压力，缓解腕背桡侧麻。桡侧腕短伸肌的针刺刺激，可以放松桡腕部压力，治疗桡骨茎突痛。局部刺激对肘外侧附着肌肉的痉挛疼痛有治疗作用。旋后肌的刺激可增强前臂旋后功能，降低腕部的旋转代偿，拇长展肌、拇长伸肌、拇短伸肌应用减少，桡骨茎突腱鞘摩擦力下降，桡骨茎突痛消失；拇指腕掌关节压力下降，拇指腕掌关节疼痛消失。示指伸肌应用减少，示指掌指关节压力下降，疼痛消失。旋后肌功能增强，冈下肌、小圆肌旋转肱骨应用减少，损害得到缓解，肩胛下肌放松，肩前痛消失；大圆肌放松，胸小肌同时协调肩部平衡放松，臂丛神经压力下降，手麻消失；锁骨下静脉压力下降，手肿消失。背阔肌放松，盂肱关节压力下降，肩痛缓解；胸腰筋膜后叶张力恢复正常，原有的竖脊肌高压力缓解，腰痛缓解，所以急性腰扭伤患者多采用手三里针刺，降低腰椎关节移位引发的腰背部肌肉保护性痉挛，随着腰部的扭动，关节移位恢复，腰痛消失。背阔肌的放松可降低胸腰段脊柱的相对旋转，减少腰神经丛刺激，治疗内收肌紧张引起的大腿内侧痛、痛经、膝内侧痛、小腿内侧痛等。臀上皮神经出口放松，臀痛缓解。肩部内收肌肉得到放松，上斜方肌抬肩应用减少，颈肩结合处疼痛消失。颈部深层压力下降，颈痛消失。头部附着点牵拉减少，偏头痛缓解。同时，手三里有桡神经深支和前臂外侧皮神经通过，受到刺激可引起桡神经支配区域的肌肉放松，下颈段脊神经后支分布区疼痛消失。

5. 后溪 后溪为手太阳小肠经穴位，位于小指外侧赤白肉际，掌指关节掌横纹处。此处为小指展肌附着处，有尺神经分布。小指展肌连接于掌腱膜侧方，对掌腱膜的横向张力有调节作用。针刺此处可降低掌腱膜横向张力，使穿出掌腱膜的手指固有神经压力下降，从而缓解手指不同指节麻。掌腱膜放松，掌长肌恢复正常张力，肘内侧痛消失；指背伸用力减少，肘外侧损害修复，一系列的肩、背、腰部症状缓解。同时刺激尺神经感觉末梢，使尺神经支配区的肌肉放松，尺骨茎突痛消失；下颈段脊神经后支分布区疼痛消失。

6. 天宗 天宗为手太阳小肠经腧穴，位于冈下窝中央凹陷处。此处为下斜方肌、三角肌后束筋膜和冈下肌重叠部分，皮肤有第三、四、五胸段脊神经后支分布，斜方肌为副神经支配，冈下肌为肩胛上神经支配。下斜方肌、三角肌后束、冈下肌的刺激可放松盂肱关节压力，缓解疼痛，同时增加盂肱关节的灵活性。下斜方肌下拉肩胛骨的力量放松锁骨下动静脉，使臂丛神经压力下降，手麻、手肿得到缓解。冈下肌放松后，肩胛下肌、背阔肌、胸大肌随之放松，肩前痛、腰背酸痛、前胸紧迫感消失，同时女性乳腺悬吊筋膜舒展，乳痛、乳腺增生、乳腺炎、乳汁不通改善。肩周肌肉放松，上斜方肌、肩胛提肌、大小菱形肌牵拉减少，颈肩结合部疼痛、肩胛内上角疼痛、肩胛间区疼痛、枕颈部疼痛消失。冈下肌放松，肱骨外旋转力量恢复正常，前臂不用旋前代偿，肘内侧痛消失、指屈肌力张力下降、腱鞘摩擦减少，腱鞘炎消失。尺侧腕屈肌张力下降，尺神经压力下降，手尺侧麻消失。对神经末梢的刺激，可放松第三到五胸脊柱段脊神经后支分布区肌肉张力、颈部脊神经后支分布区肌肉张力，缓解颈背痛。

7. 丘墟 丘墟为足少阳胆经原穴，位于足外踝前下方，趾长伸肌腱外侧凹陷处。此处为跗骨窦，周围有趾短屈肌附着，有足背中间皮神经分支及腓浅神经分支。跗骨窦损害可引起距骨内旋、足弓塌陷、小腿前内侧倾斜、膝外翻、大腿内旋、骨盆前旋、同侧下肢支撑变短、腰部曲度加大、胸椎曲度加大、颈椎曲度加大、头后仰等人体形态改变。针刺刺激可治疗足踝痛、大趾跖骨底痛、足心痛、膝内侧痛、大腿内侧痛、腰痛、背痛、颈痛、偏头痛、耳鸣等。内侧足弓恢复，腓骨长短肌应用减少，小腿外侧痛消失。下肢力线恢复正常，行走灵便。骨盆前旋纠正，腹直肌、腹内外斜肌放松，小腹痛、脘腹胀满、肋胁疼痛消失。头颈关系恢复，脑内血液循环改善，头脑清醒。神经分支的刺激使小腿前群肌放松，改善小腿前侧痛。

8. 内庭 内庭穴为足阳明胃经荥穴，位于足背，第二、三趾之间赤白肉际。此处为跖骨间韧带处，对前足压力分布有明显感知作用。前足分力增加，跖骨间韧带拉紧。针刺调节能增加足跖屈力量，使屈膝、屈髋或过伸髋动作得到纠正，降低腹直肌张力，减少颈前肌肉张力，治疗齿痛、咽喉肿痛、胃酸过多、食欲不振、腹痛腹泻、足背肿痛及跖趾关节痛等。陷谷穴与内庭穴有相似作用，同时增加了骨间肌的刺激，对股直肌有放松作用，对腹部症状治疗效果更显著。

9. 关元 关元为任脉穴位，位于脐下 3 寸。此处为锥状肌顶点的腹白线处。锥状肌为腹白线张肌，收缩时拉紧腹白线，调整腹壁肌肉张力，可以看作腹壁肌肉的哨兵，在腹白线的拉力变化时，锥状肌会明显感受到，并激发相应肌肉收缩，以达到腹壁力量的均匀稳定。此处针刺可调整腹白线的张力敏感度，使腹壁肌肉适度兴奋，从而降低胸廓下拉力，增加潮气量；增加回心血量，改善循环功能。所以认为关元能补虚损。针刺此处可治疗腹痛、盆腔炎。

（二）穴位透刺

穴位透刺对感受器的信息交互影响及肌肉力学调整存在更加显著的影响。

1. 条口透承山 条口为足阳明胃经穴位，位于小腿前外侧，犊鼻下8寸，距胫骨前缘一横指。此处为胫骨前肌，有腓总神经分支分布。承山为足太阳膀胱经穴位，位于小腿后面正中，委中与昆仑穴之间，站立提踵时，腓肠肌隆起末端。此处为腓肠肌与肌腱连接处，腱梭集中的部位，深层为胫骨后肌。浅层有腓肠神经通过，深层为胫神经走行。条口透承山的针经过胫骨前肌和胫骨后肌到达腓肠肌与肌腱连接处，增加了胫骨前后肌的提升足弓作用，足弓抬高，距骨外旋、股骨外旋，下肢支撑高度抬高，骨盆侧倾纠正，颈脊柱对侧弯缓解，颈部深层压力下降，臂丛神经刺激减少，肩臂部肌肉放松，肩痛缓解，上肢症状消失。这种透刺选取对侧，同时治疗同侧小腿痛和腰痛。腓总神经分支、胫神经分支的刺激，可缓解腰骶部脊神经后支分布区的症状及肌肉张力。

2. 内膝眼透外膝眼 内膝眼与外膝眼之间为髌下脂肪垫，髌下脂肪垫是膝关节前下方的重要缓冲部位，并有隐神经膝关节支通过。针刺此处可改善髌下脂肪垫内感受器敏感度，使膝关节运动恢复正常轨迹，治疗膝关节疼痛。同时刺激隐神经膝关节支，降低此感觉支的疼痛敏感度，减少膝关节疼痛感觉，并可反馈引起同神经元的脊神经后支支配区肌肉放松、疼痛感觉下降，所以对腰痛有治疗作用。

3. 合谷透后溪 合谷与后溪间为掌侧骨间肌、指伸肌腱与指固有神经发出部分，针刺这些部位可放松手部屈肌，使紧握的手放松开，从而治疗屈指肌痉挛引起的伸直功能障碍。对手指固有神经穿出掌腱膜处的刺激能放松尺神经、正中神经同源的脊神经后支支配肌肉，改善颈部功能，增加颈部灵活度。

4. 外关透内关 刺激桡神经深支、前臂及指伸肌腱、前臂及指屈肌腱、正中神经深支，从而调整前臂、腕、指关节间压力，使井、荥、输、经穴得到放松，放松的腕部降低感受器的紧张反馈，从而降低头颈部肌肉张力，减少颈前交感神经链的刺激，对头颈及胸腔内脏有良好的功能调整作用，同时对上肢肌肉张力增加引起的臂痛、麻木有良好治疗作用。

5. 肩髃透肩贞 刺激三角肌、冈下肌、腋神经、肩峰下滑囊、冈上肌腱、肩关节囊、肩胛下肌，放松三角肌，降低肱骨头高度；放松冈下肌、肩胛下肌，降低肩关节内部压力，有利于肱骨头的滑动；增加冈上肌的收缩力，降低肱骨头高度，有利于肩部外展高举的顺利进行。对肩部周围肌肉痉挛引起的肩痛、肩峰撞击症、肩臂部疼痛等有良好治疗作用。

第四节　经络经筋古今一体再认识

古今一体，万法归宗，思维体系不同，语言表达不同，作用对象相同，百种方法，百种解释，最终机制一个。调节功能或纠正人体结构。

古人针刺治疗分为两个明确的阶段。一个是，经络方向的治疗，运用毫针、员针、三棱针在选取的穴位上进行调神、调气治疗。另一个是，经筋方向的治疗，存在经络治疗易复发或肌肉筋膜张力明显增高的情况，运用粗针加热对病变局部针刺。经络穴位治疗处于功能改变阶段的疾病，是疾病比较轻的时候；经筋治疗慢性结构改变引起的疾病，是疾病比较重的时候。这里的轻重不是症状的轻重，而是病变程度的轻重，就像急性肝炎临床症状较重，而慢性肝硬化临床症状较轻，但治疗上前者较容易，而后者困难，因为后者结构改变了。对于软组织损害，经络治疗和经筋治疗可以结合应用，因为结构改变中一定伴有功能改变。

古今人体的生理病理真相只有一个，因为人的结构没有本质的变化。古今时代的不同，人们会用不同的时代特色语言来表达本质相同的人体生理病理变化。也就是用两套语言来表达描述同一个东西。

每一个时代都有伟大的实践认识，并且都有进步的地方。

古人用气血神、经络、穴位、经筋、脏腑、皮肉脉筋骨等来描述人体，人体与自然环境的关系，属于朴素的辩证观，解剖研究早期发展较快，后期不能逐步深入，研究工具受限于古代冶金技术不能普遍掌握，只能通过相似的自然发展规律进行人体内在功能的理解和推演。现代人用四大组织：上皮、结缔、神经、肌肉组织来解构人体，用微观生理、病理变化描述功能。视角不同，但研究的对象是相同的，都是人体本身，古典研究重视功能体现，现代研究重视结构和功能的物质基础，两者若能结合，才能更好诠释完整鲜活的人。古今思想的对话会迸发出绚丽的火花。

古人说的气是指的人体的功能，而非结构。既然是功能，在一个结构、脏器或单一系统（如呼吸系统或消化系统等）是无法完成的，只能是一种组织为主统领下的所有结构的功能表达。从古代文献、临床著作以及临床实践角度来看，古人认识的气与现代体系认识的神经组织控制下的人体整体功能表达有相通之处。神经系统主导的组织功能通过内、外感受器反馈，获得准确的内、外环境信息，在中枢分析处理后，发出冲动进行神经体液调节。外感受器持续兴奋，则卫气不能入里，中枢持续接收兴奋信息，就不能入睡。血液在血管中的流动，没有血管壁感受器的反馈，血流分配就会出问题，血液容量降低，对血管壁感受器刺激程度不够，则无法形成正性反馈，恰符合"血为气之母，气为血之帅"的描述。

神经损伤或离断的患者，感知反馈的路径切断了，进行针刺时不会有得气的感觉，同样也不会有鲜活的运动。尤其是感觉神经传入阻断，其所支配的区域很快出现萎缩。人体结构组织的组成是客观存在的，穴位是功能组织的位置描述，针刺都是刺在实实在在的人体结构组织上，影响结构，从而调节生理、病理变化。

人体结构的病理改变，由轻到重，由量变到质变。古人是分为经络与经筋两个方向，筋没病或病得轻与筋病严重了是有不同转归的。运动平衡代偿中则将运动系统损害分为四个阶段：肌肉痉挛期、黏弹性紧张期、韧带代偿期和骨性代偿期。肌肉痉挛期或黏弹性紧张早期更多是功能改变，可以归为经络体系；黏弹性紧张中后期、韧带代偿期以软组织结构改变为主，需要归入经筋体系。也就是说，结构组织的生理病理改变，古人认识的两个阶段与现代人认识的四期代偿是一回事。

从治疗指导思想来说，机制是两个：古人分为调气、调神与调筋；今人分为神经肌肉调节与机械肌肉调节。

古人的经络穴位调气、调神，等于现代人说的神经肌肉调节。适用于组织框架没有发生实质性改变，或者组织结构病理变化轻微者。各类毫针针法都可以起作用，只有效果快慢之分。

古人的调筋等于现代人说的机械肌肉调节。适用于支撑框架结构组织发生的实质的病理改变，需要粗针加热，甚至手术才能解决。毫针效果不稳定或者无效，需要燔针劫刺。

从古到今、从东方到西方、从中国到外国，人体结构的生理病理真相只有一个，所以针刺疗法可以做到古今、中西会通，无缝对接。

因为时代、地域的不同，有多种语言思维体系来描述表达人体的生理病理变化，接近真相的程度不一样。我们要洞穿种种名相，直达真相。关注人体不变的结构、功能及生理、病理实质，就可以慢慢揭开迷雾，做到古今中外无缝对接，因为结构是客观真实存在的。

精神因素同样会对结构产生影响，长时间的过度紧张使肌肉无法得到放松，营养供应异常，出现软组织损害、缩短，最终影响人体的正常力学结构。

第五章 | 疾病的诊查策略

疾病的出现以主诉症状表现出来，在主诉症状出现前，会有漫长的疾病发展过程。历代针刺经验总结了如何治疗各部位的疼痛，但总是趋于经验性的穴位组合，每次一组的尝试，缺乏诊察中徒手检查的依据，这和古典中医中人迎、寸口脉的评定准确性有关。每个医者对脉形变化的感知，需要长时间的精心体会和老医生的跟诊纠正，很难形成统一的体系标准。如果运用徒手检查的部位循按，敏感的感受器会迅速感知压力刺激造成的疼痛及肌肉张力增高造成的僵硬感。这种根于经络或经筋的检查使难以掌控的疾病变化变得有据可循。对于压痛的穴位的点按，是否能放松僵硬的肌肉，来确定疾病处于经络治疗阶段还是经筋治疗阶段，抑或两者兼有之。在不同疾病、不同病变阶段的确定和治疗选择中寻找最合适的治疗方案，使病患得到最佳治疗。具体可遵循如下顺序检查患者，并做出治疗方法的选择。

第一节 观 察 皮 肤

观察皮肤包括观察皮肤的颜色、皮肤毛发的多少、皮肤纹理的状态及皮肤是否有怒张的血管。

一、颜色

皮肤颜色采取左右对比、与周围皮肤对比的方式。皮肤颜色发红，说明此处毛细血管扩张，血液循环较快，考虑是否存在局部应激性炎症。如果有疼痛伴发热，感染性炎症就比较多见了。皮肤颜色苍白或暗黑，说明此处微循环功能下降，代谢能力减退，多同时存在毛孔粗大、皮肤粗糙或皮肤移动度差的情况。说明此处皮肤与皮下组织有粘连，也就是中医的分肉之间有问题了。

二、毛发

皮肤毛发的多少可反映皮肤的营养状态和汗液蒸发快慢。毛发多的部位血液循环好、散热快，局部容易出现汗液凝聚，增加毛发密度有利于水分散发，这些部位很少出现疼痛。毛发多但易脱落，说明真皮层长期受筋膜层水肿刺激，提示浅层与深层筋膜之间存在慢性无菌性炎症。如果毛发增多出现在脊柱周围，则应注意脊柱裂的可能。神经周围的血液循环是丰富的，脊柱裂的硬脊膜膨出，使皮下血液循环增加，直接引起汗毛增多。毛发少的部位血液循环差，皮下营养不良。说明此处肌肉处于持续紧张状态，筋膜张力增加，动脉血管受到挤压，营养不能到达皮下，毛发生长受到影响。多与此处肌肉张力增加引起人体力学失衡的疼痛有关，或此处筋膜处于高应力状态。在五痹中属于肉痹或筋痹范畴。分肉之间的治疗不能达到病位，需要对肌肉或筋膜层进行治疗。

三、纹理

皮肤的营养由皮下的微小动脉供给，相应静脉回流，部分深入组织间的体液由淋巴回流完成。这些结构都走行于筋膜束带之中，细小的神经也伴随血管通过。当浅筋膜层发生炎性粘连，就会导致皮肤代谢功能障碍。所以，皮肤纹理粗乱提示皮肤营养下降，此处的浅筋膜层张力增加，若皮下淋巴回流障碍，皮肤的免疫和体液回流障碍，出现皮内水肿，皮肤呈橘皮样，并易发毛囊炎症。分肉之间的治疗是有作用的。寻找引起此处炎性粘连的因素治疗，对疼痛的消除是有积极意义的。

四、毛细血管

正常的皮肤不能看到密集分布的细小血管，如果出现皮肤内部的细小血管密集怒张，说明此处深层的血液循环出现异常。如果怒张的小血管是鲜红色的，说明此处深层的动脉压力负荷增高了，深层的软组织存在高张力状态，血液流动出现重新分布，提示软组织损害可能。如果怒张的小血管是暗红色的，说明深层的静脉回流功能障碍，募集此处静脉血回流的上源静脉受到高压力的影响，提示皮肤静脉怒张的回流静脉处有相关的肌肉存在高张力状态。如踝关节周围的小静脉怒张，提示小腿后肌群深层损害。此阶段属于肉痹或筋痹范畴，宜深刺。

第二节　触　摸　皮　肤

触摸皮肤包括皮肤的温度、皮肤的滑动度，对于评价皮肤微循环及浅筋膜、脂肪层的功能有重要价值。

一、皮肤温度

疼痛部位的皮肤温度反映了局部血液循环的情况。皮肤温度高于周围，可能存在高反应状态，有潜在感染的情况。要注意针刺感染风险的存在。皮肤温度低于周围，提示局部血液循环功能下降，软组织张力增加是引起微循环障碍的主要因素。结合皮肤滑动度的检查，确定病位深度。

二、皮肤滑动度

皮肤与皮下组织的相对移动程度，反映皮肤与皮下组织间的紧张情况，滑动度下降直接影响运动模式。一般有两种检查方法结合应用。

（一）推移皮肤

手指触及皮肤后下压 0.5cm，推动皮肤做向周围的运动。对比对侧皮肤的滑动程度，如果滑动程度明显下降，说明此处皮肤与皮下组织有粘连，推移皮肤时有皮肤厚韧的感觉，无法清晰分辨皮肤与皮下结构的界限，需要用圆针、拨针、拨松针等分离皮下组织，即通分间气。

（二）提捏皮肤

拇指、示指捏起皮肤，观察捏起高度及捏起时的疼痛程度。对比对侧皮肤或周围皮肤，如果皮肤捏起程度明显下降或捏起时出现明显疼痛，说明此处皮肤与皮下组织有粘连或存在无菌性炎症，需要用圆针、拨针、拨松针等分离皮下组织，通分间气。

第三节　触压肌肉

肌肉和深筋膜很难通过触诊的方法完全分离开来，所以，在触压肌肉时会间接对筋膜产生评价，病损的筋膜会表现出明显的张力，产生条索或硬结，至于是单纯肌肉紧张引起还是筋膜挛缩引起，需要后续的推压才能判断出来。

一、筋膜、肌肉张力

循按整块肌肉，体会肌肉表面的张力并轻压体会肌肉的弹性。如果感觉肌肉表面绷得很紧，提示肌筋膜层张力增高了。肌肉附着的骨面出现明显的肌腱分隔区域，即肌腱与骨面间存在凹痕，说明肌腱有肥厚增生、整块肌肉张力增加了。轻压肌肉时，肌肉僵硬而弹性下降，有时按压后在肌筋膜表面有凹痕，都提示肌肉本身张力增加，代谢能力减退。需要对肌肉这一层面进行治疗。

二、条索、硬结

在循按肌肉的过程中，发现肌纤维的张力不均匀状态，张力增高的肌纤维束呈长条状，称为条索；肌肉中僵硬的团块称为硬结。条索和硬结是肌肉异常兴奋或肌外膜肥厚的结果。通过适度按压可使条索、硬结迅速消失的，多为肌肉痉挛引起，治疗比较容易；通过适度按压不能使条索、硬结消失的，多为筋膜肥厚挛缩引起，或有筋膜肥厚挛缩的参与，说明病变时间长，已经出现筋膜结构的改变，治疗较为困难。属于肉痹或筋痹范畴。

第四节 压痛点相关检查

压痛点相关检查包括压痛点检查和压痛上源寻找，每个检查环节都很重要，对于确定病变部位有积极意义。

一、压痛情况

通过对疼痛部位及相关经络或经筋循行部位的按压，找到压痛明显的穴位或筋结点。如肩后侧疼痛，涉及手三阳经和足少阳胆经的循行部位，检查时，根据涉及的经络查穴位压痛，一般会在本穴及下游找到压痛穴位。另外，注意经络气血流注的特点，如手阳明大肠经流注足阳明胃经，在大肠经找到压痛穴位，还要找胃经。手太阳小肠经流注足太阳膀胱经，手少阳三焦经流注足少阳胆经，手少阳胆经流注足厥阴肝经。也就是说，一个肩后部疼痛涉及七条经络的检查。经筋的循按与此相同，经筋病治疗范围较经络穴位寻找容易，因为经筋分布呈片状，在片状分布的区域内查找压痛点，目标更大一些。

在繁琐的压痛检查中，可以借鉴软组织外科学的宣氏压痛点检查方法，检查更加快捷。按照系统的软组织压痛点检查方法，查找压痛分布规律。

二、压痛上源寻找

（一）以经络为基础的寻找

中医认为"不通则痛"，在经络气血循行过程中，某经某穴的气血阻塞直接影响其上源流注状态，就像江河的流淌一样，出现水流淤滞的地方不一定有洪灾，很可能在上源的某个薄弱部位出现决口的情况。每一经的流注方向结合经络的序贯流注规律，找到可能发生在上源经络穴位的气血瘀滞。按十二经的序贯流注顺序（图5-4-1）进行压痛检查，是行之有效的方法。同时对表里经进行检查，体现阴阳平衡的观点。

（二）以经筋为基础的寻找

由于经筋走行为片状的区域走行，疼痛区域多数涉及一条经筋，检查时沿经筋走行循按压痛，表里经筋都要循按。如足少阳经筋分布区的疼痛要查足厥阴经筋的压痛情况。在循按压痛明显的部位进行轻柔旋按，然后询问主诉疼痛变化，如果旋按后，主诉疼痛缓解，说明此处有气血瘀滞，可以燔针劫刺。

（三）软组织压痛的传导痛检查

通过对有规律压痛点的检查，找到压痛点的分布情况，按传导痛规律检查其可疑上源传导部位的压痛并做制约关系检查，确定上源传导部位，找到需要治疗的点、线、面、体，进行相应病位深度的治疗。

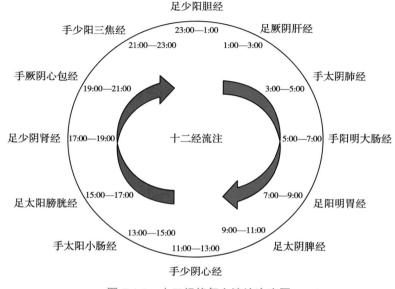

图 5-4-1　十二经络气血流注次序图

传导痛制约关系检查简称制约痛，是原发继发软组织损害的主要鉴别方法。制约痛，简单说是两个部位按压都疼，按住原发部位，再按继发部位不疼了或者疼痛减轻很多。为什么按住原发部位，继发部位不疼了呢？

从软组织损害角度来说，一个部位正常压力为什么会有压痛？因为这个部位出现了无菌性炎症，按压使软组织体积缩小，单位体积内无菌性炎症物质浓度升高，刺激游离神经末梢出现压痛反应。拇指以 4kg/cm² 左右的压力按住原发部位以后，可以阻断感受器的感知反馈作用，使代偿调节中断，代偿部位的软组织放松，单位体积无菌性炎症物质浓度降低到疼痛阈值以下，再用原有的压力按压就没那么疼了，或者完全不疼了。如果加大按压力量，继发疼痛部位还会痛，因为损害的组织存在无菌性炎症，加压的过程使疼痛阈值以下的刺激转变为阈上刺激，疼痛就会再现。

压力可以使痉挛的肌肉放松，把肌梭、腱梭按得没反馈了，肌肉就放松了。但是，对于黏弹性紧张的组织，只能起到暂时作用，不能起到持久效果，不像肌肉痉挛期效果那么明显。

从经络或经筋的角度来说，找到引起气血瘀滞的部位，压散有形的阻塞，气就可以通过，自然就不会痛了。

通过对疼痛患者系统的压痛检查，找到病源部位，同时确定病源的病位深度，运用相应的治疗方法，达到气至病所的目的。

第六章 | 各部软组织损害常见症状

　　软组织损害部位不同，所涉及的经络也不一样，对人体结构的影响也不尽相同，了解经络循行规律和软组织功能特点，对疼痛的初步诊断就会比较明确。

<h2 align="center">第一节　踝　　部</h2>

　　踝部为踝关节及周围结构，包括踝外侧、踝内侧、踝后脂肪垫、跗骨窦、跟腱前滑囊和踝前关节囊，每个部位的损害会出现不同的症状。

一、踝外侧软组织损害

　　踝外侧为腓骨远端与距骨、跟骨构成的空间结构，腓骨与距骨构成外踝关节，其后侧有腓骨长短肌肌腱通过，由外踝支持带约束。外踝软组织内布有腓肠神经分支及小隐静脉分支。发生软组织损害时，出现外踝痛、足背外侧痛及感觉障碍、足跟两侧及整个足跟痛等。

二、踝内侧软组织损害

　　踝内侧为胫骨远端与距骨、跟骨构成的空间结构，胫骨与距骨构成内踝关节，其后侧有胫骨后肌、趾长屈肌、蹈长屈肌肌腱通过，由内踝支持带约束。在其后方有胫神经、胫动脉及胫静脉通过。内踝软组织内布有隐神经分支及大隐静脉分支。发生软组织损害时，出现内踝痛、足跟内侧痛、足心痛、第一跖骨头痛。

三、踝后脂肪垫

踝后脂肪垫为踝关节与跟腱之间的脂肪组织，附着于跟腱前缘、跟骨上缘及踝关节后方，起到缓冲踝部运动冲击力的作用。脂肪垫内分布腓肠神经和隐神经的游离神经末梢及力学感受器，胫神经、胫动脉及胫静脉在其内部通过。发生软组织损害时，出现足底麻木、足跟底痛、跟腱炎、前足痛、鸡眼、跖趾关节炎、腘窝痛、枕后痛等。

四、跗骨窦

跗骨窦为距跟关节间骨性通道，位于距跟后关节与距跟中、前关节之间，内有脂肪填充，由颈韧带和骨间韧带固定，跗骨窦动静脉穿行其中。脂肪组织和韧带内有丰富的力学感受器和游离神经末梢。发生软组织损害时，出现足跟底前内侧痛、膝关节内侧痛、鹅足痛、大腿内侧痛、臀内侧痛、腰痛、同侧颈痛、同侧上肢痛麻、同侧偏头痛等。

五、跟腱前滑囊炎

跟腱前滑囊为跟腱与跟骨间的滑囊结构，对于跟腱与跟骨间的反复力学摩擦有缓冲作用，发生滑囊炎时，出现局部肿胀痛。

六、踝前囊损害

踝前囊为小腿远端与距骨构成的空间结构，前侧有胫骨前肌、趾长伸肌、踇长伸肌肌腱通过，软组织内布有腓浅神经及其分支足背中间皮神经，足背动脉由此通过。发生软组织损害时，出现足背痛麻、中间三个脚趾背侧麻、小腿后侧胀痛。

第二节 小 腿

小腿为三间室结构，每个间室的软组织损害都会引起不同的症状。就像小腿不同部位分布的经络穴位一样，每一处经络堵塞都会影响相应脏腑功能。

一、小腿前肌群

小腿前肌群由胫骨前肌、趾长伸肌、踇长伸肌组成，密闭于小腿前侧间室内，由髂胫束、股二头肌及鹅足腱延伸的筋膜加强其约束，软组织内有腓总神经通过，并有分支分布其中，深层有胫前动静脉和腓总动静脉通过。发生软组织损害时，出现足下垂、足背麻、前足触地感、足底胖胀、便秘等。

二、小腿内侧胫骨后缘

小腿内后侧胫骨后缘为小腿后肌群包绕筋膜附着部分，包括小腿三头肌筋膜和小腿深层肌筋膜，其浅层布有大隐静脉和隐神经。胫骨后缘上 1/4 有腘肌附着，与腘肌附着毗邻的是比目鱼肌，胫骨后缘下 1/4 至内踝上方有交通静脉密集通过筋膜层，是大隐静脉与小腿深静脉重要的交通部分。发生软组织损害时，出现足跟痛、跟腱炎、膝关节痛、大腿内侧痛、小腿内侧痛、足踝内侧肿胀、习惯性便秘等。

三、小腿外侧肌群

小腿外侧肌群由腓骨长、短肌构成，附着于腓骨上 2/3 的外侧骨面，是足踝外翻跖屈动作的重要控制部分，对足踝运动中内翻动作有控制作用。腓骨长肌起始部上方有腓总神经通过，受腓骨长肌张力影响可出现腓总神经传导阻滞。小腿外侧肌群损害可引起小腿外侧痛、外踝肿胀、偏头痛。

四、腓骨小头附近

腓骨小头为小腿外侧力学高点，是股二头肌、膝关节外侧副韧带，髂胫束及腓骨长肌的附着部位，其远端有腓总神经通过。发生软组织损害时，出现足背屈无力，大足趾不能上抬。

第三节 膝 关 节

膝关节不同部位的软组织损害会引起不同的症状，这些部位包括髌下脂肪垫、髌尖粗面、胫骨平台前下方、膝内侧、股骨内上髁收肌结节和膝外侧。

一、髌下脂肪垫

髌下脂肪垫为髌尖粗面、髌韧带后缘与胫骨平台前方之间填充的脂肪组织，对髌骨、髌韧带的运动有缓冲作用；是膝关节前侧密闭、润滑、保温的重要结构。其间布有隐神经膝关节支和腓总神经膝关节支。发生软组织损害时，出现膝前痛、膝关节积液、腘窝痛、大腿前后痛、小腿前后痛、足背痛、足跟痛、跟腱炎、小腿前侧及 2～4 趾麻等。

二、髌尖骨面

髌尖骨面为髌骨最下端尖锐部分，跪膝动作令髌尖与支持面直接接触，发生软组织损害时，出现跪膝痛。

三、胫骨平台前下方

胫骨平台前下方为胫骨平台边缘与胫骨粗隆之间的胫骨结构，此处为松质骨，其上有髌下脂肪垫覆盖，有众多骨滋养动脉通过此处骨皮质进入胫骨髓腔。发生软组织损害时，出现膝下前方痛、胫骨平台针刺样疼痛，多在髌下脂肪垫针刺后筛选出来。因滋养静脉回流受阻还可引起胫骨平台水肿。

四、膝内侧

膝内侧是股骨内侧髁与胫骨内侧髁构成的空间结构，浅层有缝匠肌、半腱肌、股薄肌及半膜肌通过，中层为膝关节内侧副韧带，深层为膝关节内侧关节囊，关节囊内侧面有膝关节内侧半月板附着，软组织间布有隐神经膝关节支及胫神经膝关节支。发生损害时，出现胫骨内侧髁痛、胫股关节内侧间隙痛、踝内侧痛、跟内侧痛及麻刺感觉异常等。

五、股骨内上髁收肌结节

股骨内上髁收肌结节为大收肌后束附着部分，其远端毗邻腓肠肌内侧头和膝关节内侧副韧带，大收肌后束与股内侧肌之间有隐神经通过。发生软组织损害时，出现大腿根痛、股骨内上髁痛、膝关节内侧间隙痛、内膝眼痛、胫骨内侧髁痛、小腿内侧痛、足跟内侧痛等。

六、膝外侧

膝外侧为股骨外侧髁与胫骨外侧髁构成的空间结构，其远端为腓骨小头。浅层有髂胫束和股二头肌通过，中层为膝关节外侧副韧带，深层为膝关节外侧关节囊，此处无半月板附着。软组织间布有胫神经膝关节支和腓总神经膝关节支。发生软组织损害时，出现胫骨外侧髁痛、髌尖粗面外侧缘痛、走路打软腿等。

第四节　大　　腿

大腿软组织主要涉及大腿前肌群和大腿外侧，大腿内侧和大腿后侧因重要血管神经通过，在临床发掘治疗相关症状时，不能进行彻底分析，不在此处列出。

一、大腿前肌群

大腿前肌群由股四头肌构成，收缩时引起屈髋或伸膝动作。发生软组织损害时，出现大腿前侧痛、大腿前侧奇冷感、膝前下方痛、膝关节积液、膝关节屈伸不利等。

二、大腿外侧

大腿外侧浅层为髂胫束，深层为股外侧肌，皮下布有股外侧皮神经。发生软组织损害时，出现腰痛、下肢冷、走路打软腿、膝外侧痛、臀旁痛、翻身腰腿痛。

第五节 臀 髋 部

臀髋部涉及除大腿根部以外的骨盆周围结构，包括臀大肌、臀中肌、臀小肌、坐骨切迹、臀大肌臀中肌交界处、臀中肌臀小肌交界处、阔筋膜张肌。

一、臀大肌

臀大肌为臀部肌肉中最丰厚部分，起于髂后上棘至骶骨角的髂、骶骨骨面，止于髂胫束和股骨臀肌粗隆，深层布有臀下神经和臀下动脉。发生软组织损害时，出现腰痛、臀后痛、坐骨神经痛、大腿内侧痛、股骨大转子后侧痛、膝痛、膝关节弹响、小腿后侧痛、足跟痛、翻身困难、胃部不适、偏头痛、三叉神经痛，双侧引起骶尾痛，尿急、尿频。

二、臀中肌

臀中肌在髂骨骨面附着最广，起于髂后上棘到髂前上棘的髂骨外侧骨面，止于股骨大转子，是髋关节运动功能最多的控制部分，深层布有臀上神经和臀上动脉。发生软组织损害时，出现腰痛、臀中部痛、大腿后外侧痛、腘窝痛、小腿酸胀痛，小腿外侧、足心内侧及大足趾痛，心律失常，双侧引起骶尾痛，肛门会阴不适，不能跷二郎腿等。

三、臀小肌

臀小肌为臀部肌肉最深部分，起于髂骨外侧面前下方骨面，止于股骨大转子前侧骨面，其表面布有臀上动脉和臀上神经。发生软组织损害时，出现臀痛、腰痛、坐骨神经痛、膝痛、小腿外侧胀痛结节、肩痛、大足趾不能背伸、不能坐位剪脚趾甲等。

四、坐骨大切迹

坐骨大切迹为髂骨后侧的上凹部分，其下有梨状肌穿过，是臀上动脉、臀上神经、坐骨神经的穿出部分。发生软组织损害，梨状肌粘连坐骨大切迹时，出现腰痛、横突痛、臀腿痛麻、坐骨神经痛、心悸等。

五、臀大臀中肌交界

臀大肌臀中肌交界部分位于髂后上棘外侧髂骨骨面，是臀大肌与臀中肌起始部分叠加区域，在复杂的臀部运动中易造成两块肌肉运动方向不协调，产生软组织损害，出现横突尖痛、臀横纹痛、臀深处痛、小腿后侧及外侧痛、足踝痛、大脚趾痛、颈痛、背痛、偏头痛等。

六、臀中臀小肌交界

臀中肌臀小肌交界处为臀中肌中束与臀小肌的叠加部分，因两块肌肉的运动方向存在差异，易形成软组织损害，出现臀后痛、下肢针刺后残余痛、腘窝痛、小腿外侧痛等。

七、阔肌膜张肌

阔筋膜张肌为髋外侧浅层肌肉，存在于阔筋膜的浅层与深层之间，是大腿肌群的筋膜张力肌，对调节大腿肌肉的收缩强度有重要作用。长期站立或行走易发生软组织损害，出现臀旁侧疼痛、大腿外侧痛、股外侧皮神经炎、夜间下肢抽痛、臀大肌痛、腰痛、膝关节外侧痛、耳鸣。

第六节　大腿根部与耻骨联合上缘

大腿根部及耻骨联合上缘软组织损害可引起全身诸多症状，此处治疗对 60% 以上的疼痛症状有缓解作用。

一、耻骨结节及上下支

耻骨结节及耻骨上下支为长收肌、短收肌、耻骨肌、股薄肌的起点附着部分，对骨盆的空间位置影响明显，是中医的宗筋所在及三阴经汇集处。发生软组织损害时，出现大腿内侧痛、下腹痛、臀痛、腰痛、不典型坐骨神经痛、膝内侧痛、膝关节积液、小腿内侧痛、踝内侧痛、足跟内侧痛、前足及大足趾传导痛、颈旁痛、偏头痛、头晕、上肢麻、肩痛、耳鸣、背痛、上腹部不适、食欲不振、胃纳不佳、痛经、生殖器痛、性交痛、性功能减退、女性不孕、男性前列腺炎、骶尾痛、肛门痛、会阴不适或麻刺感、肛门和会阴区下坠感、尿意感、尿频、尿急、尿潴留、经期乳房痛、乳腺增生、心悸、咽喉异物感等。

二、耻骨下支、坐骨支内侧面

耻骨下支、坐骨支内侧面为会阴区盆底肌附着部分，布有会阴神经，发生软组织损害时，出现生殖器痛、阴道痛、女性性交痛、男性阳痿等。

三、坐骨结节

坐骨结节为大收肌后束、半腱肌、半膜肌、股二头肌长头附着处，发生软组织损害时，出现臀后痛、坐位臀痛、膝关节后外侧不适、腘窝痛、前列腺炎、足跟痛等。

四、耻骨联合上缘

耻骨联合上缘为锥状肌、腹直肌附着处，男性有精索、女性有子宫圆韧带通过。发生软组织损害时，出现耻骨联合局部痛、下腹痛、腹部或者上腹部不适、胃脘胀痛、食欲不振、消化不良、阴蒂或阴道口痛及不适、痛经、经期乳房痛、前列腺炎、阴茎根部痛或不适、龟头麻感、腰痛、膝痛、背痛、颈部不适、头晕、心悸等。

五、髂骨腹肌附着处

髂骨腹肌附着处为腹外斜肌、腹内斜肌和腹横肌附着的髂骨边缘，也是中医的带脉位置，对躯干旋转及腹腔压力有明显影响。发生软组织损害时，出现侧腹痛、臀旁痛、肋骨下收紧感、翻身腰痛、转头同侧颈痛、桡骨茎突腱鞘炎、手腕肿痛、下肢抽痛、不安腿等。

六、髂前下棘

髂前下棘为股直肌直头附着点，是股四头肌中唯一可以屈髋的肌肉，发生损害时，出现髋前方不适或酸痛、大腿前侧及膝上方痛、下蹲时髋膝前方痛、膝关节积液等。

第七节　腰骶、脊柱部

腰骶部软组织包括竖脊肌附着的腰骶后部集中区和腰部深层，是软组织损害发生率最高的部分，经常波及躯干和下肢，出现疼痛症状。脊柱相应节段损害出现相应症状。

一、腰骶后部

腰骶后部为髂后上棘内上缘沿髂骨边缘向外至髂嵴，向下至骶骨角的软组织附着区域，浅层为胸腰筋膜后叶，中层为竖脊肌和腰方肌，深层为多裂肌，是躯干抗重力的重要部位，发生软组织损害时，出现腰痛、腰骶痛、骶尾痛、腰膝酸软、盆腔炎。向下传导引起臀髋膝腿踝痛、麻木、麻刺感或麻痹等。向上传导出现背痛、颈痛、肩臂手痛麻、头晕、头痛等。向前传导引起腹痛、大腿内侧痛。腰骶后部治疗可以缓解全身 70% 的疼痛症状。

二、腰部深层

腰部深层为腰脊柱段至第二骶椎背侧软组织附着部分，对腰骶段脊神经后支有明显影响。发生损害时，出现腰痛（后半夜或晨起腰痛）、腹痛、慢性结肠炎、寒性便秘、臀腿疼、膝踝痛、足痛及麻刺感、典型坐骨神经痛。女性盆腔炎、卵巢囊肿，男性睾丸抽痛、阳痿等。

三、胸脊柱段

胸脊柱段为胸椎背侧的软组织附着部分，对相应脊神经后支有明显影响，干扰交感神经对内脏的调节功能。发生损害时，出现背痛、背沉、发冷、发热、肋间神经痛、乳腺增生、胸痛、胸闷气短、哮喘、心悸、腹痛、胃肠功能紊乱、血糖异常、肩痛、手麻、膝痛等症状。

四、颈段

颈脊柱段椎骨背侧软组织涉及浅层的头颈背伸肌群和深层的多裂肌、回旋肌。发生损害时，出现头痛、头晕、三叉神经痛、颈痛、耳鸣、视物昏花、咽喉异物感、多发性口腔溃疡、鼻塞、流涕、背沉、肩臂手麻痛、走路不稳、膝痛、内脏功能紊乱、腰痛、足跟痛等。

五、项平面

项平面为枕部上项线、下项线所夹的骨面，是头后伸肌群的附着部位，软组织间布有枕大神经、枕小神经，为太阳经、少阳经所过处。发生软组织损害时，出现头晕、头痛、眼干、眼花、飞蚊症、失明、耳鸣、耳聋、鼻塞、流涕、口舌不适、语言不利、颈项不适、脑血管病、内脏功能紊乱、平衡功能障碍、足跟痛等。

第八节　颜面、肩臂部

颜面部主要涉及咀嚼肌附着部。肩臂部涉及肩带与上肢软组织损害引起的一系列症状。

一、咀嚼肌

咀嚼肌群由咬肌、翼内肌和颞肌组成，三块肌肉之间相互协同，又相互影响，损害后产生不完全相同的临床症状（图6-8-1）。

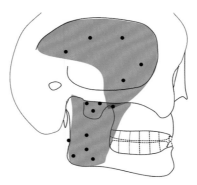

图 6-8-1　咀嚼肌与治疗点

（一）下颌角咬肌附着处

咬肌附着于下颌骨的下颌体下 2/3 及下颌角边缘，后方毗邻腮腺，咬肌与腮腺共同被覆咬肌腮腺筋膜，平对下颌切迹有三叉神经咬肌支穿过。发生软组织损害时，出现牙痛、三叉神经痛、耳鸣、慢性腮腺炎、腰痛等。

（二）颞肌

颞肌起于颞骨的颞肌线及外侧面，附着面积宽广，止于下颌骨冠突及冠突前缘，并延伸至最后一个磨牙的根部。发生损害时，出现第八阻生齿、牙痛、偏头痛、额角脱发等。

（三）翼内肌

翼内肌起于蝶骨翼突内侧及上颌骨，止于下颌体内侧面，其浅层有三叉神经咬肌支下颌支通过。发生损害时，出现三叉神经痛、牙痛、鼻塞、耳鸣等。

二、胸前锁骨上下

胸前锁骨上下的软组织附着包括胸锁乳突肌、胸大肌和前斜角肌附着部分，是上胸部易发生损害的部分。

（一）胸锁乳突肌下段

胸锁乳突肌起于胸锁关节及胸骨、锁骨端，为胸廓重要的上悬吊肌。损害时，出现局部痛、颞部痛、偏头痛、胸大肌痛、乳房痛、胸闷、呼吸不畅、头晕、面肌痉挛等。

（二）胸大肌锁骨附着处

胸大肌锁骨附着处位于锁骨内 2/3 下外侧缘，收缩时可使肱骨前屈平伸，损害时，出现有局部痛（图 6-8-2）、胸大肌痛、乳房痛、心悸等。

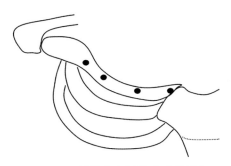

图 6-8-2　锁骨上方提捏痛或压痛点

（三）前斜角肌

前斜角肌起于第 3～6 颈椎横突，止于第 1 肋斜角肌结节，是胸廓上悬吊的重要肌肉，在头颈前移时发挥重要悬吊作用。发生损害时，出现颈根外前方疼痛不适、上肢神经血管压迫等征象。

三、肩胛骨

肩胛骨是依附胸壁，发挥上肢运动支撑作用的重要结构，其上附着的肌肉和连接的结构在上肢运动中相互协调，一旦损害就会出现临床症状。

（一）冈下三肌

冈下三肌为肩胛骨冈下窝附着的冈下肌和大圆肌、小圆肌，是肩胛骨与上肢联动的重要组成部分，其间有 $C_5 \sim C_7$ 脊神经分布，相当于手太阳小肠经所过之处。发生软组织损害时，出现肩部酸痛不适、肩关节弹响、肩前痛、肩关节疼痛性功能障碍、肩胛骨内上角痛、颈部疼痛、枕后痛、偏头痛、肩胛间区痛、背沉冷、胸闷、胸痛、心悸、肋软骨炎、乳房痛、乳腺增生、上肢麻痛肿胀、肘内外侧疼、上肢手肌力减退乏力、上肢发凉、脉搏减弱、腰酸痛、膝痛、膝关节积液等。

（二）冈上窝

冈上窝为肩胛骨冈上的深窝，内有冈上肌附着，肩胛内上角处有肩胛提肌附着。冈上肌损害可引起肩上方痛、肩部沉重感、肩部外上方痛、上举动作受限、手携物乏力、上肢外展时疼痛加重；肩胛提肌损害可以引起枕颈痛、偏头痛、头不经意抖动、颈部吊紧感、颈向健侧屈受限、肩胛骨内上角痛、肩胛沉重酸痛、斜颈需要托住面颊维持平衡等。

（三）肩锁关节上方上斜方肌附着处

上斜方肌止于肩锁关节上方及锁骨外 1/3 上缘，持续悬吊肩外侧，并在上肢外展高举后期起到抬肩作用。损害时，出现颈肩结合部疼痛、肩部沉重感、痉挛性斜颈。

附：肩峰上三针刺法

第一针从肩峰前方进针，银质针针尖紧贴骨面沿着肩胛冈上缘做长距离骨膜下刺。第二针从肩峰后方进针，针尖紧贴骨面，沿锁骨上缘做骨膜下刺，针尖不离骨面为操作安全的保证。第三针直刺肩锁关节内侧夹角处骨面，向下外提插穿肩锁关节下方到肱骨头上方骨面。

（四）肩外侧

肩外侧由肩峰、肱骨头构成空间结构，浅层为三角肌，深层为肩胛下肌、冈上肌、冈下肌、小圆肌的肱骨附着部分，肩峰下有肩峰下滑囊，三角肌深面有三角肌下滑囊。肩外侧损害时，出现肩外侧局部疼痛、抬肩障碍、上臂外侧痛。

（五）喙突

喙突为肩胛骨前侧骨性凸起，其上有胸小肌、喙肱肌及肱二头肌短头附着。软组织损害时，出现肩前方痛、肘外侧痛。此处损害多继发于颈肩部软组织损害。

四、肘部

肘部是上肢屈伸和旋转的主要结构之一，上面附着有前臂和手腕运动的肌肉，直接影响腕、掌、指关节的运动压力和运动轨迹。

（一）肘内侧

肘内侧由肱尺近端关节构成，骨性凸起为肱骨内上髁，是前臂屈肌总腱的附着部位。发生软组织损害时，出现肘内侧痛、尺侧一个半手指麻木、腕关节尺侧痛、腕管综合征、喙突痛等。多为颈肩背部继发传导痛。

（二）肘外侧

肘外侧由肱桡近端关节构成，肱骨外髁附着前臂伸肌总腱，桡骨头有环状韧带固定。发生软组织损害时，出现肘外侧局部痛、前臂外侧痛麻、桡骨茎突痛、外展后伸上肢时肩前痛等。

五、腕部、前臂

腕部相关结构在生产、生活中发挥重要作用，在频繁的运用中会有损害的出现。

（一）腕背侧

腕背侧有六个间室附着于腕骨背侧，发生损害时，出现腕背部疼痛、腕关节严重功能障碍。

（二）腕掌侧

腕掌侧浅层为掌腱膜，深层为腕横韧带，腕横韧带与腕骨围成腕管，有九条肌腱和正中神经通过。掌腱膜损害引起手指麻；腕横韧带损害引起慢性腕管综合征。针刺腕横韧带可取两侧韧带附着处。

（三）前臂内外侧损害

此处为指屈肌、指伸肌附着走行处，损害后可引起腕掌指关节压力增加，出现腕痛、腕掌关节痛、掌指关节痛和指间关节痛、手运动灵活度下降、肩部代偿性疼痛。

第七章

针刺治痛与针具拓展

工欲善其事必先利其器，在医者治疗疼痛的过程中发明各种工具，并在工具基础上创造各种治疗方法解决临床问题，每种工具或治疗方法都有它的优势病种，使医疗从业者在医技的瀚海里遨游，有一种皓首难到岸的感觉。实际上，就颈、肩、腰、腿疼痛而言，只要找到了疾病的根源，可以一种工具多种用法，也可以一种方法多种工具，还可以自己研发更具操作实用性的工具，最终可以用最恰当的工具治疗最适合的患者。

第一节 颈部疼痛

随着精细工作的增多，低头姿势的应用，颈部疼痛患者大幅度增多。在问诊的过程中，通过患者主诉的疼痛部位初步判断疼痛属于哪条经络或经筋。结合软组织压痛点的常见部位进行快速的诊断，并评估治疗方法的选择。

一、症状分析

（一）部位

颈部的分段疼痛多存在局部软组织损害引起的邻近部位代偿。如：上颈段疼痛可能存在下颈段或向平面损害的局部代偿。下颈段疼痛可能存在上颈段或上胸段的局部损害。因 C_3、C_4 椎板宽度较窄，活动应用较多，出现损害的机会增加，损害后的下颈段或枕颈部代偿增多，容易出现枕颈部疼痛或下颈段疼痛。整个颈脊柱段疼痛则可能存在多关节炎性改变，如类风湿关节炎、强直性脊柱炎等。单侧颈部的急性疼痛与慢性姿势诱发的肌肉痉挛有关，常见的有落枕。

（二）性质

以酸痛为主要表现的软组织损害常见。刺痛伴皮肤敏感度增高的，需要注意带状疱疹的可能。夜间疼痛明显，白天稍减轻的，结合年龄、体质状态查是否存在肿瘤可能。

（三）诱发姿势

低头前屈颈部疼痛加重多为浅层牵拉引起，与对应脊柱段的曲度扩张有关，足太阳经或足太阳经筋在表，可依此向下寻找。仰头后伸颈部疼痛加重与颈部深层或椎管内损害有关，如伴发上肢放射性疼痛，需要结合强刺激推拿，鉴别椎管内软组织损害。足少阴经在里，头后伸为足太阳经激发动作，足太阳经在颈部经气太盛或足少阴经受寒收引均可引起表里经不平衡的状态。足少阴经流注手厥阴经，可下行循按手厥阴经，查找胸壁的压痛情况。颈部侧弯疼痛加重考虑关节突关节叠加挤压刺激炎症区域，伴有上肢放射痛的需要强刺激推拿鉴别椎管内软组织损害。颈部旋转疼痛的与躯干旋转肌群损害有关，多存在冈下三肌或腹外斜肌附着处损害。冈下三肌为手太阳经或手太阳经筋走行处；腹外斜肌为足少阳经或足少阳经筋走行处。

二、触诊

（一）皮肤触诊

皮肤温度正常的病变轻，容易治疗。皮肤温度低的，说明存在局部微循环减弱，浅筋膜层需要治疗。触诊颈部、颈肩结合处、上胸段皮肤，体验滑动度和皮肤捏痛情况。滑动度要双侧对比，并扩大检查面积增加准确度。滑动度下降的说明浅筋膜脂肪层有粘连及纤维束带变短。需要对浅筋膜层治疗，也就是中医的通分间气。虽然皮肤滑动度正常，但捏起皮肤时疼痛明显，说明浅筋膜层存在炎性物质，持续刺激这一层的感受器，引起运动系统反馈异常，需要增加皮下血液循环速度，皮内针、刺血或筋膜层刺激都是可取的。

（二）肌肉触诊

检查者一手抚头部，另一手自上而下触摸肌筋膜张力、肌肉张力及肌肉内的条索、硬结。也可双手同时触摸两侧颈部，在触摸肌肉张力、条索、硬结的同时，对比两侧颈部情况的异同。肌筋膜张力高提示身体内存在异常拉力，透过肌筋膜扣摸肌肉的整体张力。如果肌肉张力正常，说明软组织病变程度在肌肉痉挛期与黏弹性紧张期之间；如果肌肉张力明显增高说明存在高度肌肉痉挛或黏弹性紧张，可通过局部强刺激推拿或针刺刺激，观察肌肉的张力变化。如果张力明显下降，说明肌肉处于痉挛状态，寻找引起此处肌肉痉挛的原因。如果张力下降不明显，说明肌肉进入黏弹性紧张期，在选择治疗工具及疗程上要以温热针刺为主要方法。肌肉中的条索、硬结反映了肌梭的异常兴奋状态，如果条索、硬结数量较少，针灸刺激可迅速改善症状；如果数量较多，则需要粗针重刺激。高张力肌肉、条索、硬结的经络或经筋走行区域，提供循经检查的线索。

（三）关节活动触诊

颈部关节活动触诊需结合颈部运动范围进行分析。在颈部前屈、后伸、侧弯、旋转运动中，出现活动范围变小，可用双手自侧方扣摸颈部运动时的关节叠加状态，对比两侧关节的叠加情况。叠加程度低的关节多存在关节周围的软组织损害，往往可以摸到关节囊变大。在触诊关节囊时，如明显硬度增加，则可能存在关节囊粘连。肥厚或粘连的关节囊需要粗针铲剥及加热治疗。触诊颈椎关节活动时，出现响声，则存在筋膜高张力牵拉的关节运动轨迹异常或筋膜水肿的异常摩擦。高张力的筋膜牵拉出现响声时可触及颈椎小关节的异常跳动。筋膜层水肿出现响声时可触及皮下捻发感。

三、压痛点检查

（一）循经压痛检查

根据颈部疼痛的部位，找到其所属的经络或经筋，在其下游方向寻找压痛明显的穴位。

疼痛部位在中线的，循按疼痛部位督脉循行以下的督脉穴位和任脉穴位压痛。以酸软为主要表现的，循按酸软部位督脉循行以上的督脉穴位压痛。如：疼痛即在后正中线沿头顶向前至前正中线下行至曲骨穴处；酸软即在后正中线沿颈、胸、腰向下至曲骨穴。

疼痛部位在棘突两侧的，循按疼痛部位足太阳膀胱经循行以下的足太阳膀胱经及足少阴肾经穴位压痛。以酸软为主要表现的，循按酸软部位以上的足太阳膀胱经穴位和手太阳小肠经穴位压痛。

疼痛部位偏颈外侧的，循按疼痛部位手太阳小肠经循行以下的手太阳小肠经及足太阳膀胱经穴位压痛。以酸软为主要表现的，循按酸软部位以上的手太阳小肠经及手少阴心经穴位压痛。

如痛在筋上的，可循疼痛部位的经筋归属进行按压检查，一般选择表里经筋循按。如足太阳经筋区域疼痛循按时，同时循按足少阴经筋。颈部疼痛需要循按足太阳经筋的项平面、颈椎局部、脊柱段、腰骶后部、臀内侧、大腿后侧、腘窝、小腿后侧和外踝；足少阴经筋的内踝、内收肌耻骨附着处和耻骨联合上缘。手太阳经筋区域疼痛需要循按乳突、下颌角、颈椎局部、肩峰上窝、冈下三肌和肘内侧，同时按压手少阴经筋的胸壁及肘内侧。

（二）软组织压痛检查

根据软组织外科学中软组织压痛点的检查方法，寻找有规律的压痛点。颈部疼痛的患者在局部压痛点检查的同时，需要对项平面、上胸段、双冈下、腰骶后部、臀内侧、腹内外斜肌髂骨附着处、臀旁侧、内收肌、耻骨联合上缘、跗骨窦、踝后脂肪垫进行压痛点检查。当然，全身系统的压痛点检查更全面。

四、原发部位寻找

（一）经络或经筋按压

在循经络走行按压的过程中，找到按压疼痛最明显的部位，施旋按揉散的方法，使穴位的压痛变得不敏感。或按压穴位的同时，嘱患者体会主诉疼痛部位的症状变化，如明显缓解，则可选此压痛穴位针刺治疗。如：颈椎棘突旁足太阳膀胱经走行区域疼痛，在胸、腰、臀腿、足部足太阳膀胱经及足少阴肾经的穴位上循按，发现肝俞、肾俞、承扶、金门、太溪、照海有明显压痛，久病由经络循行最远端压痛穴位向近端按压，新病由近端按压。选择对主诉症状缓解最明显的几个穴位针刺，结合局部阿是穴针刺即可。

在经筋走行循按过程中，找到经筋走行区域穴位处的条索、硬结，并对这些条索硬结进行旋按，观察主诉症状缓解情况。如能明显缓解主诉症状，即可进行经筋针刺。

（二）传导痛检查

在查到的软组织压痛点中，按常见传导规律做压痛点制约关系检查。如：主诉压痛在 C_4、C_5 椎板，查得腰骶后部、腰部深层、胸段、内收肌明显压痛，腰骶后部、内收肌原发较多，分别进行腰骶后部与腰部深层、胸脊柱段、内收肌制约检查，内收肌与上述肌肉的压痛制约关系检查。发现内收肌对上述部位明显制约，并能制约颈部压痛，内收肌即确定为原发部位。

五、鉴别诊断

颈部疼痛应与以颈部症状为主的强直性脊柱炎、类风湿关节炎、先天性脑血管畸形、颈部骨肿瘤或骨转移瘤、颈部神经系统肿瘤鉴别。

（一）强直性脊柱炎

强直性脊柱炎绝大部分从骶髂关节发病，沿脊柱向上发展至颈椎，出现颈部疼痛伴功能障碍。有少数患者，病变单发于颈部，最早表现为颈部疼痛，逐渐出现颈椎活动功能障碍，后期关节突融合了才能确诊。

（二）类风湿关节炎

类风湿关节炎以多发小关节疼痛为主要表现，颈椎小关节也是受累部分，表现为颈部疼痛，而四肢关节仅有肿胀，疼痛并不明显。注意相应实验室指标排查。避免漏诊后出现针刺治疗效果不稳定现象。

（三）脑血管畸形

先天性脑血管畸形的动脉瘤不稳定期，患者出现头痛伴枕颈部疼痛，强刺激推拿或针刺治疗会短暂缓解症状，但很快复发。及时头颅 MRI 检查，排查脑血管畸形，以免出现脑动脉瘤破裂，造成严重后果。

（四）骨肿瘤及转移瘤

颈部骨肿瘤或骨转移瘤早期仅有颈部疼痛症状，在临床诊察时，颈部疼痛夜间加重或伴有消瘦、乏力、体重短期明显下降的，需注意颈部骨肿瘤或骨转移瘤的鉴别诊断。

（五）神经系统肿瘤

颈脊髓肿瘤发生炎症、缺血时，往往出现颈部疼痛。良性肿瘤生长缓慢，以压迫症状为主，表现出神经功能减退及下肢无力。恶性肿瘤则因快速生长，缺血坏死、释放炎性物质而出现颈部疼痛的症状。

六、治疗方法选择

（一）经络治疗

运用循经取穴的方法治疗颈部疼痛。肌肉痉挛期患者，在本经或其流注的下一经络中寻找压痛敏感穴位，进行毫针治疗，左右同时寻找。也可选取经验穴位针刺，重点在于通过针刺刺激放松引起疼痛的相关肌肉，消除临床症状。如颈椎前后运动时疼痛，可以选择局部的颈夹脊穴及沿膀胱经向下走行的经穴；颈椎扭转疼痛，可以选择手三阳经和足少阳经穴位，尤其是具有枢机功能的手足少阳经穴位。在选穴时不能局限于局部或躯干，很多颈部症状与下肢穴位有关，不重视整体的局部刺激只能短期缓解症状，多部位的整体治疗才能治愈疾病。穴位刺激属于调神阶段，即改善神经系统的异常反馈状态。皮内针可以用于肌肉痉挛的治疗，为皮肤感受器刺激的治疗方法，属于神经肌肉调节范畴。

小于0.6mm直径的带刃针具筋膜层刺激虽然不一定遵循经络走行特点治疗，但也是神经肌肉调节范畴。在刺激筋膜层时，使筋膜层内感受器反馈改变，或筋膜层连接的肌肉放松，只要病变部位查找准确，可以取得明显的治疗效果。

（二）皮下治疗

运用圆针、拨针、拨松针等钝头针具在浅筋膜层中穿行撬拨，使皮下软组织张力下降，微循环改善。在检查时发现颈部皮肤的明显捏痛或滑动度下降，即可选择皮下治疗。一般选择枕颈结合部、C_4、C_5 水平或颈肩交界处定点操作（图 7-1-1）。直径 1.2mm 以内针具可用 12 号注射器针头开皮后，直接刺入皮下通透。直径大于 1.2mm 的针具需要利多卡因皮丘麻醉后方可开皮针刺，以减少针刺疼痛的出现。

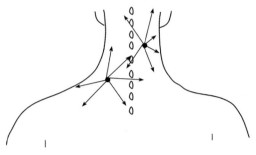

图 7-1-1　颈部皮下治疗点与针刺方向

（三）肌肉治疗

运用圆针、圆利针、针刀、注射器针头对肌肉内的条索、硬结进行刺激。圆针属于纯功能刺激，因圆钝的针头不能改变肌肉内部的细微结构，只能刺激感受器进行调神。圆利针、针刀、注射器针头的锋利针头对肌梭周围筋膜的微结构有分割作用，更有利于自主神经的调节和紧张肌肉的放松。选取足太阳经筋、足少阴经筋、手太阳经筋走行上的条索、硬结治疗。如颈部旋转时疼痛明显，在足少阳经筋、足厥阴经筋、手太阳经筋、手少阳经筋上寻找条索、硬结治疗。如位置浅表，针刺不能消散的条索、硬结，可选用火针点刺治疗。

（四）放血治疗

通过对皮肤或浅静脉的针刺放血，达到缓解颈部疼痛的目的。在颈部皮肤滑动度差或捏痛明显处点刺出血后拔罐，结合足太阳膀胱经腘窝处浅静脉点刺放血，增加下肢平衡调节能力，改善颈部软组织代偿性损害。

（五）骨面治疗

通过对软组织的骨面附着部位针刺铲剥治疗顽固的颈部疼痛。通常采用软组织外科学压痛点检查方法，找到项平面、颈椎、冈下三肌、胸脊柱段、腰骶后部、臀部、内收肌群、腹外斜肌髂骨附着处、耻骨联合上缘、跗骨窦、踝后脂肪垫压痛，按原发继发传导规律治疗。密集型银质针治疗效果持久，如不能接受，可选取毫针、直径小于 0.6mm 的带刃针具、口腔科注射器针头等刺激性小的针具进行骨面的点刺，降低游离神经末梢的敏感度，治疗颈部疼痛症状（图 7-1-2）。如果患者病史较长，肌肉、筋膜张力较高，不加热的治疗方法效果不持久。

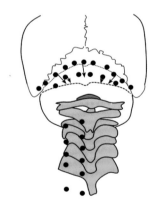

图 7-1-2 项平面、颈部密集型银质针进针点及针刺方向

第二节 肩部疼痛

肩部疼痛成因复杂，常见有肩关节囊炎症、肩关节周围肌肉痉挛、颈部软组织炎症刺激神经引起的肩部疼痛及全身调节过程中失调

的肩部疼痛等。在分经走行上，以手三阳经或手三阳经筋走行区域疼痛而各不相同。

一、症状分析

（一）部位

肩部疼痛按部位分为肩关节后侧痛、肩外侧痛、肩前痛、肩胛骨内侧缘痛、全肩痛。

肩关节后侧痛主要涉及肩关节后关节囊炎症、腋神经穿四边孔处炎症刺激、臂丛神经炎性刺激、颈椎深层软组织炎性刺激脊神经后支的反射、胸腰筋膜后叶张力增加引起的背阔肌痉挛等。如果无肩关节功能障碍，则多为颈部无菌性炎性刺激脊神经后支的反射区疼痛。如伴有主被动功能障碍的，说明已经存在局部软组织炎性改变，局部软组织病变原发继发都有可能。原发损害的肩后侧疼痛多表现为肩部疼痛程度不重，缓慢出现肩关节功能障碍；继发损害则以肩部疼痛为主，快速出现肩关节活动功能障碍。如为无痛性肩关节功能障碍，则存在腋神经损伤可能。

肩外侧痛主要涉及肩关节炎、肩峰下滑囊炎、三角肌滑囊炎、冈上肌腱损伤、肱二头肌长头腱炎等。如为单纯肩外侧疼痛，不伴有功能障碍的，多为神经反射症状。如肩痛伴主动外展功能受限的，存在冈上肌腱断裂可能。

肩前痛涉及肩关节炎、喙突软组织附着处损害、肩胛下肌损害、大圆肌损害、背阔肌损害等。肩关节炎的肩前痛多伴有肩关节功能障碍。其他肩前部软组织损害多为继发引起。

肩胛骨内侧缘痛涉及菱形肌的过度应用及肩胛背神经的刺激症状。如疼痛定位模糊，只是肩胛骨内侧区域性疼痛，则菱形肌损害性刺激较为多见。如疼痛定位准确，呈点状或线性疼痛，则肩胛背神经反射性疼痛较多。

全肩痛涉及腋神经的急性炎性刺激、肩关节炎性粘连、骨内高压水肿等。需要结合疼痛时间长短、性质、规律及影像学检查综合分析。

（二）性质

以钝痛或动作诱发的撕裂样疼痛为主的多为软组织损害引起。刺痛可能存在急性肩关节积液，同时需要排查带状疱疹的可能。白天减轻夜间加重的肩部疼痛应结合其他临床条件排查肿瘤。

（三）诱发姿势

肩部疼痛存在动作诱发的特点，持续性肩痛考虑神经反射区刺激或严重的肩关节内高压。肩外展 60°～120°的疼痛弧提示肩峰下撞击的存在，肱骨大结节不能顺利下滑和外旋转引起这一症状的持续加重。肩痛伴肩关节功能受限与肩关节炎或肩部周围软组织损害有关。上肢后伸摸背的肩前痛与冈下肌损害缩短后推压肱骨头前移拉伸肩关节前囊有关。上肢后伸外展时肩前痛与肱二头肌短头张力增加，出现喙突附着处水肿有关。侧卧挤压时肩部疼痛与四边孔构成的肌肉炎性刺激有关或与关节腔压力增加引起骨皮质下水肿有关。侧卧挤压缓解，患肩在上面时疼痛加重，多存在颈部深层软组织问题。提裤子或手插兜时肩峰下方痛，多与上肢肌肉兴奋引起肱骨上移有关，查找肘内外侧压痛及颈部深层压痛。

二、触诊

（一）皮肤触诊

触诊肩后部、肩外侧、肩前部皮肤，感知皮温情况。皮温正常的肩部无筋膜肌肉软框架塌陷，也就是说损害较轻。皮温高于周围皮肤的，考虑感染性炎症可能，需要化验血常规和 C 反应蛋白做初步排查。皮温较低的区域，其深部软组织存在高张力状态。提捏皮肤，感知皮肤滑动度及捏痛情况。一般需要提捏冈下、冈上、肩关节后部、肩峰、肩关节前部及三角肌止点处。如存在皮肤滑动度下降或明显捏痛，提示此处已经有皮下软组织层的炎性粘连，尤其三角肌止点处皮下组织粘连直接影响肩部外展运动；如果只有捏痛，皮肤可正常提起，提示皮下软组织炎症而无粘连。无粘连的皮肤刮痧、拔罐都可以消除症状，有粘连的则多需要针刺治疗。

（二）肌肉触诊

检查者手指力量透过皮下，触摸肌肉表面的筋膜张力，如果张力增高说明已经存在软框架结构的改变。透过肌筋膜层触诊肌肉张力，肌肉张力增高不明显，提示软组织黏弹性紧张程度较轻；肌肉张力明显增高，则需要强刺激推拿后验证损害程度。如果触诊肌张力下降，提示有该区域支配神经的卡压或持久的慢性劳损引起肌肉萎缩和脂肪化。在 MRI 检查时，慢性软组织劳损患者肌肉脂肪化表现得非常明显。绝大部分肩痛患者可以在冈下三肌触及紧张的肌肉。

（三）关节活动触诊

肩部疼痛患者触诊肩关节时可以触及肱骨头活动度、肩胛骨在胸壁上的运动轨迹。盂肱关节在上肢运动时顺滑无声为正常；出现运动过程中的弹跳感或弹响均为肩关节周围压力增高，摩擦力加大引起，提示肩关节周围肌肉存在紧张状态。肩胛骨在外旋运动中无弹跳、无翘起为正常；弹跳发生在冈上区域与肩胛冈摩擦中斜方肌有关，提示肩胛骨内缘翘起，与前锯肌无力或冈下三肌紧张有关；弹跳发生在肩胛下角处，提示背阔肌上缘对肩胛下角约束不足，与胸脊柱段后凸曲度加大有关。考虑胸脊柱段原、继发软组织损害及引起胸脊柱段改变的因素。

三、压痛点检查

（一）循经压痛检查

肩关节后上方疼痛为手太阳小肠经区域，循按手太阳小肠经疼痛区域以下的小肠经穴位及足太阳膀胱经穴位压痛，多在颈部或腰骶部查到压痛穴位。如筋膜层张力增高，可循按手太阳经筋及手少阴经筋走行处压痛，多在冈下窝或肩前侧查找到压痛。肩外侧疼痛为手少阳三焦经区域，循按手少阳三焦经疼痛区域以下的三焦经穴位及足少阳胆经穴位压痛。足少阳胆经自肩后上环肩向前，如有环肩疼痛的表现，可直接循按查找足少阳胆经及足厥阴肝经的穴位压痛。肩前疼痛为手阳明大肠经区域，循按手阳明大肠经疼痛区域以下的大肠经穴位及足阳明胃经穴位压痛。如筋膜层张力增高，可循按手阳明经筋及手太阴经筋穴位压痛。足太阳经筋及足少阳经筋过肩前，肩前痛需要循按足太阳经筋和足少阳经筋穴位压痛。

（二）软组织压痛检查

软组织压痛检查较经筋循按或经络循按检查容易掌握，在有规律的压痛点上查找压痛分布情况。肩部疼痛一般涉及的压痛部位为冈上窝、冈下三肌、颈部深层、上胸脊柱段、腰骶后部、臀旁侧内收肌、跗骨窦。通过对每个部位的按压，查找压痛点的分布情况。

四、原发部位寻找

（一）经络或经筋按压

在相关经络或经筋走行区域按压，找到压痛敏感的穴位后，病史较长的，按由远及近的检查规律逐一按压压痛，找到对主诉症状改善较多的穴位作为治疗目标，结合局部阿是穴治疗；病史短的，选择局部阿是穴及距离此处较近的压痛穴位治疗。如肩后痛为手太阳小肠经区域，臑俞、肩贞、天宗、秉风、曲垣、肩外俞、肩中俞、天窗、天容、颧髎直至睛明等足太阳膀胱经各穴循按压痛。病史短的在颈肩寻找，病史久的需要查找整个足太阳膀胱经，如秩边、委中等，也可查按环跳。如存在筋膜张力增高，则循按手太阳小肠经筋及手少阴经筋，查找到压痛后，旋按疏散，如主诉疼痛缓解，即可作为治疗点。

（二）传导痛检查

肩部疼痛的传导痛检查可在查找到的压痛部位进行制约关系检查，如各部位压痛均不能制约肩部压痛，则自肩部压痛处开始治疗；如肩部压痛能被颈部压痛制约，则先治疗颈部；如肩部压痛能被腰骶后部压痛制约，则先治疗腰骶后部；如肩部压痛能被臀旁侧压痛制约，则先治疗臀旁侧。一般选用密集型银质针治疗。如不能耐受，选择可接受针具，原、继发部位同时治疗。

五、鉴别诊断

肩部疼痛除软组织损害引起外，急性胆囊炎、急性心肌梗死、肺癌、骨肿瘤或肿瘤骨转移、骨髓炎、带状疱疹等均可引起。

（一）急性胆囊炎

急性胆囊炎出现内脏反射痛，表现为右肩疼痛，有短期内饮食油腻性食物史，可伴有恶心、呕吐。肩部无明显压痛及活动功能受限，胆囊墨菲征阳性。

（二）急性心肌梗死

急性心肌梗死的高侧壁梗死内脏反射痛，出现以左肩部疼痛为主要表现的临床症状，结合年龄、体质及病史等情况，早期心电图及心脏彩超可提供辅助诊断依据。

（三）肺癌

部分肺癌以患侧肩部疼痛为主，表现为持续的肩部疼痛，昼轻夜重为其临床特点，结合病史及体质变化做出初步判断，如刺激性干咳、短期内体重下降明显、乏力等。影像学检查对诊断肺癌有积极意义。

（四）骨肿瘤或转移瘤

青少年无法解释的肩部疼痛或老年昼轻夜重的肩部疼痛需注意骨肿瘤或转移瘤的鉴别。

（五）急性骨髓炎

急性骨髓炎肩痛的同时常伴高热，容易鉴别。慢性骨髓炎起病缓慢，表现为症状不重的肩部疼痛，软组织推拿可缓解症状，针刺稳定性差。多存在体质消耗状态，影像学检查易于鉴别。

（六）带状疱疹

带状疱疹在出疱前会出现疼痛，疼痛呈针刺样或钝痛，有夜间加重的特点。与单纯性软组织损害的区别是强刺激推拿后，缓解时间较短。

六、治疗方法选择

（一）经络治疗

在循按经络的压痛穴位处确定有效穴位，按压痛轻重分组或所有压痛穴位排刺，视患者承受能力而定。如肩部症状以酸为主，可选择症状部位的上源穴位查找压痛针刺。肩前痛为手厥阴经或手太阴经所过，选择本经及手少阳经和手阳明经穴位；肩后痛为手太阳经、手少阳经或足少阳经所过，选取本经及手少阴经、手厥阴经和足厥阴经穴位；全肩疼痛的可各经交替选择压痛穴位针刺，1～2天1次，穴位压痛消失为止（图7-2-1）。小于0.6mm的带刃针具治疗刺激量较毫针明显，可多穴位快刺。经络治疗的压痛穴位查找包括对侧经络。

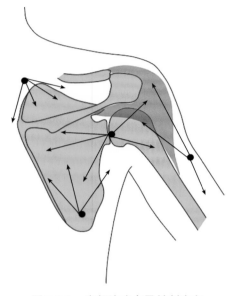

图 7-2-1 肩部治疗点及针刺方向

（二）皮下治疗

肩部皮肤滑动度下降、提捏困难或存在明显捏痛，说明肩部皮下软组织层存在粘连或无菌性炎症。只有捏痛的可选择皮肤浅刺，拔罐放血。皮肤滑动度下降或提捏困难的，应用圆针、拨针、拨松针等钝头针具通透、撬拨皮下组织，可起到拉伸筋膜束带、放松筋膜张力、改善局部循环功能的作用。

（三）肌肉、筋膜治疗

在经筋循按时，肌肉表面触及高张力的筋膜层，需要对这一层结构进行治疗，可选取0.4mm直径以上的粗针灸针、圆利针、针刀治疗，口腔科注射器针头也是不错的治疗工具。针尖穿过皮肤后，在肌筋膜层穿透治疗，降低筋膜张力。如肌肉内部有条索、硬结，针尖穿透条索、硬结使其消散。如位置浅表，针刺不能消散的条索、硬结，可选用火针点刺治疗（图 7-2-2）。肌梭的毫针刺激效果不如带刃针具稳定。带刃针具对肌梭周围的微结构张力有较好的改变作用。

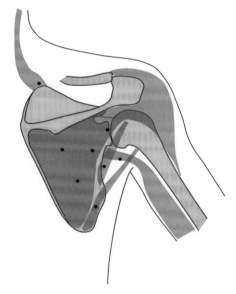

图 7-2-2　常见肩部筋膜、肌肉针刺选点部位

（四）放血治疗

在相关经络或经筋走行范围内寻找明显的浅静脉，用点刺放血的方法降低这一区域内静脉压力，改善血液循环，从而放松痉挛的肌肉，达到治疗的目的。一般选择肘部浅静脉及肩部浅静脉或经穴处放血治疗，肩部浅表静脉不容易寻找时，可选择肩部压痛明显部位点刺放血，以血色变红为度。

（五）骨面治疗

通过对软组织的骨面附着部位针刺铲剥治疗顽固的肩部疼痛。通常采用软组织外科学压痛点检查方法，找到冈上窝、冈下三肌、颈部深层、上胸脊柱段、腰骶后部、臀旁侧、内收肌、跗骨窦，按原发继发传导规律治疗。密集型银质针治疗效果持久，如不能接受，可选取毫针、直径小于0.6mm的带刃针具、口腔科注射器针头等刺激性小的针具进行骨面的点刺，降低游离神经末梢的敏感度，治疗肩部疼痛症状（图7-2-3）。如果患者病史较长，肌肉、筋膜张力较高，不加热的治疗方法效果不持久。顽固的冈下三肌损害需要反复治疗很多次才可完全缓解，尤其是发生了肩关节囊粘连时，需要对肩关节囊针刺治疗。

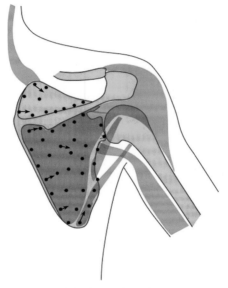

图 7-2-3　肩部密集针刺定点及针刺方向

第三节　肘部疼痛

　　肘部疼痛多见于手工劳动者，并且以肘外侧疼痛多见，传统诊断为肱骨外髁炎。肘内侧疼痛患者相对少见，多见于文职或肱骨内收前臂旋后的工作人群。治疗上，半数以上的肘部疼痛患者局部治疗效果不明显，需要考虑颈肩部乃至腰部软组织损害因素。

一、症状分析

（一）部位

肘部疼痛一般分为肘外侧疼痛、肘内侧疼痛和全肘部疼痛。

1. 肘外侧疼痛　肘外侧疼痛需结合工作特点分析，长期前臂旋后的重复动作容易引起旋后肌损害，出现肘外侧疼痛。肱骨的旋外功能肌肉损害，增加旋后肌应用，导致肘外侧疼痛。肱骨旋内功能肌肉张力增加会引起前臂同样的代偿方式，出现肘外侧疼痛。

2. 肘内侧疼痛　肘内侧疼痛与旋前圆肌的过度应用有关。文职工作的上肢运动特点以前臂旋前运动为主，如果肱骨外旋转肌群张力增加，旋前圆肌就会过度应用，出现肘内侧疼痛。

3. 全肘痛　全肘部疼痛有急慢性之分，急性多见于肘关节炎，尤其是创伤以后，常伴有肿胀和肘部屈伸不利。慢性多见于劳损性关节炎、关节僵直或类风湿关节炎，关节活动范围下降。

（二）性质

前臂旋前或旋后应用增多时，以钝性疼痛为主要表现，可出现正中神经或桡神经的卡压症状；肘关节炎症或伴有积液时，以胀痛为主。如出现刺痛或跳痛，需鉴别带状疱疹和创伤出血性关节炎。

（三）诱发姿势

劳动后加重多为肘部过度应用损伤引起，可原发于局部，也可继发于肱骨的旋转功能不良。静息加重，活动后缓解可因局部炎性水肿引起，如果活动后只有轻度减轻，结合年龄、体质排查肿瘤。只有主诉疼痛，没有局部压痛，考虑神经反射区疼痛，需查找颈、肩部软组织损害的情况。

二、触诊

（一）皮肤触诊

肘部皮肤触诊温度降低，局部血液循环功能下降，提示局部软组织张力增高；皮肤温度增高，局部血液循环旺盛，可能存在急性炎症反应。提捏皮肤疼痛，提示局部筋膜层炎症。

（二）肌肉、筋膜触诊

肘部软组织层较薄，触诊肌肉容易发现肌肉内部的条索、硬结，尤其旋前圆肌最容易出现条索或整块肌肉僵硬。通过肘部触诊可明显感知肌肉的水肿状态。

（三）关节活动触诊

检查者手适度按压肘部关节，嘱患者屈伸、旋转前臂，体会肌肉的收缩状态、关节囊肿胀及肘关节运动过程中的顺滑程度。触及关节囊壁不均匀增厚，提示炎症存在。

三、压痛点检查

（一）循经压痛检查

肘外侧为手太阴肺经和手阳明大肠经所夹区域，循按手太阴肺经疼痛区域以下手太阴肺经和手阳明大肠经穴位，及手阳明大肠经流注的足阳明胃经穴位压痛。颈夹脊穴为需要循按部位。如触摸有肌筋膜张力增高时，循按手太阴经筋和手阳明经筋查找压痛。

肘内侧为手少阴经和手太阳经所夹区域，循按疼痛区域以下的手少阴经和手太阳经穴位，及足太阳经穴位压痛。颈夹脊穴为需要循按部位。如触摸有肌筋膜张力增高时，循按手少阴经筋和手太阳经筋查找压痛。

（二）软组织压痛检查

肘部疼痛多为继发软组织损害引起，在肘部压痛点检查的同时，需要检查冈下三肌、颈部深层肌、上胸段、腰骶后部、臀内侧、腹外斜肌、臀旁侧、内收肌群压痛点，并进行压痛点传导制约鉴别。

四、原发部位寻找

（一）经络或经筋按压

通过对手太阴肺经、手阳明大肠经及足阳明胃经压痛穴位的按压，嘱患者体会肘部主诉疼痛的变化，选择对肘部疼痛缓解明显的穴位为针刺穴位，或选择压痛最敏感的穴位针刺。经筋循按的过程中，相关经筋压痛最明显的部位作为针刺的主要部位。

（二）传导痛检查

通过压痛点检查，找到敏感压痛部位，按常见的传导路线进行传导痛制约关系的鉴别，确定原发损害部位。颈部深层压痛制约肘部痛或冈下三肌压痛制约颈部深层压痛较常见。

五、鉴别诊断

肘部软组织损害性疼痛需与风湿性关节炎、类风湿关节炎、创伤性关节炎、骨肿瘤、带状疱疹未出疹期鉴别。

（一）风湿性关节炎

肘部风湿性关节炎表现为关节肿胀、疼痛，不对称性发作，可出现肘关节积液。化验室检查抗链"O"水平增高、血沉加快，急性期

C 反应蛋白升高。

（二）类风湿关节炎

肘部类风湿性关节炎表现为对称性关节肿胀、疼痛，常伴有手部小关节肿胀、疼痛，可出现肘关节积液。化验室检查类风湿因子滴度增高、血沉加快。

（三）创伤性关节炎

创伤性肘关节炎存在明显外伤史，继而出现肘关节疼痛、肿胀、屈伸功能受限。

（四）骨肿瘤

肘部骨肿瘤多发于青壮年，肘部影像学检查可起到早期诊断的作用。

（五）带状疱疹

肘部带状疱疹在未出疹前出现皮肤敏感性疼痛，昼轻夜重，以刺痛为主，常伴有颈肩部烧灼样疼痛，夜间明显，出疹后方可明确诊断。

六、治疗方法选择

（一）经络治疗

在循按的经络上选择明显压痛的穴位作为针刺部位，毫针强刺激，对神经受到无菌性炎症刺激引起的放射性肘部疼痛及局部损害较轻的肘部疼痛有治疗作用。多数肘部疼痛患者已进入结构改变的黏弹性紧张期，局部火针或温针治疗能起到一定作用。更多需要系统的针刺治疗才能痊愈。

（二）皮下治疗

只存在皮肤提捏疼痛的主诉肘部疼痛患者，可对肘部进行浅筋膜层通透治疗。选取肱骨内髁或肱骨外髁高点进针，用圆针、拨针或拨松针沿肘部皮下通透撬拨浅筋膜层（图 7-3-1）。

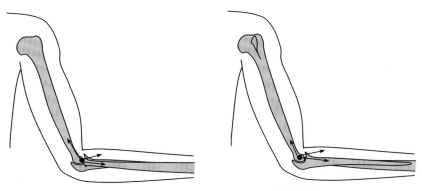

图 7-3-1 肘内外侧治疗点及皮下针刺方向

（三）肌肉、筋膜治疗

对筋膜层张力高的肘部肌肉进行毫针或圆利针刺激，使紧张的筋膜逐渐放松；条索、硬结变软消失。治疗时需肌腹及附着点同时针刺，稳定治疗效果（图 7-3-2）。

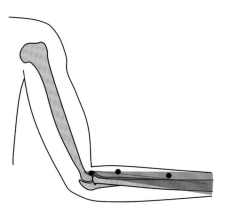

图 7-3-2 肘及前臂外侧筋膜、肌肉进针点

（四）放血治疗

肘部胀痛明显或兼有刺痛的患者，可对肘部怒张的浅静脉点刺放血，对肘部皮肤及颈、肩部有提捏痛皮肤刺血拔罐治疗。

（五）骨面治疗

肘部软组织附着复杂，易产生过度应用性劳损或代偿性劳损。一旦局部损害形成，肘部的各种运动都可能引出剧烈疼痛。在原发损害治疗的同时，对肘部进行密集型银质针治疗，力求将骨面附着的肌肉全部铲剥，损毁游离神经末梢，使疼痛得到持久缓解（图7-3-3）。一般肘部治疗需要3～5次。

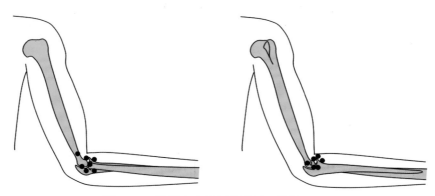

图 7-3-3　肘部密集型银质针骨面针刺进针点

第四节　手部疼痛

手处于肢体末端，疼痛分为神经反射性疼痛和局部损害性疼痛。这两种疼痛都可能是肘、肩、颈、胸、腰部软组织损害的传导痛。神经反射性疼痛无局部压痛，局部损害性疼痛有局部压痛或肿胀。

一、症状分析

（一）部位

疼痛可分为点状疼痛和弥漫性疼痛。点状疼痛多存在局部损害，如关节炎或腱鞘炎。弥漫性疼痛则以感觉神经分布区表现为主，局部找不到明显压痛。局限性跳痛或持续性钝痛在排除感染后多合并颈椎间盘突出症，即存在椎管内或椎周软组织损害因素。

（二）性质

疼痛伴晨僵，提示类风湿关节炎或劳损性手部关节压力增加。刺痛提示神经根周围急性水肿性炎性刺激。疼痛伴囊肿，提示肌腱张力增加，摩擦腱鞘产生炎症或滑囊积液。疼痛伴手指屈伸卡顿，提示狭窄性腱鞘炎。

（三）诱发姿势

抓握时出现腱鞘区域疼痛，提示腱鞘炎。扭动腕部时出现疼痛，提示腕骨间相对运动异常或腕关节炎，与屈指、伸指肌腱同时张力增加造成的腕关节压力增大有关。夜间睡眠时手痛，提示颈部或腰部软组织损害的可能。腕掌部疼痛或伴拇、示、中指麻，提示腕管炎性水肿，腕管叩击试验阳性。

二、触诊

（一）皮肤触诊

触摸腕、掌、指部皮肤，体会温度变化，低温冰冷的手提示末梢循环功能较差，颈、肩、上肢肌肉存在异常张力或颈交感神经张力增加。高温的手指关节提示类风湿关节炎急性期或急性感染。

（二）肌肉触诊

触诊腱鞘压痛时，沿肌腱触诊肌肉的张力及起点附着骨面的压痛情况。手指关节肿胀时，触诊肘部肌肉附着处的压痛情况。

（三）关节活动触诊

触诊腕、掌、指关节运动状态，体会关节运动时的顺畅程度及关节运动时的对位情况。如存在关节摩擦感，说明关节周围的肌肉处于紧张状态。

三、压痛点检查

（一）循经压痛检查

手部弥漫性疼痛涉及手的三阴经、三阳经，三阳经流注躯干，出现臂、肩、颈部三阳经不通时，积聚于手部出现疼痛，所以多在三阳经穴位上查找穴位压痛。颈夹脊穴和华佗夹脊穴也需要循按检查。手部抓握无力则多在三阴经上查找压痛。手部局部疼痛多存在经筋问题，很少能通过经络调节持久解决。可以根据疼痛部位所在经筋向上循按，找到明显压痛，温针或火针治疗。

（二）软组织压痛检查

软组织损害引起的手部疼痛需要检查肘、肩、颈、胸、腰、臀旁、腹外斜肌及内收肌压痛点。如果是单关节疼痛伴压痛的，单纯性关节炎或创伤后遗的关节炎可能性大。多关节疼痛伴晨僵，类风湿因子阴性，多为屈指肌腱鞘和伸指肌腱张力同时增高引起的关节压力增加造成的，肘内外侧压痛成为第一步检查的位置。

四、原发部位寻找

（一）经络或经筋按压

手抓握时疼痛明显，在三阳经上找到明显的穴位压痛，按压后体会主诉疼痛的缓解情况。如果按压后缓解，即为需要针刺穴位。如按压缓解不明显，可循按足三阳经，为手三阳经流注经络。手背伸时疼痛明显，在手三阴经上找到明显的穴位压痛进行验证。局部疼痛则沿其经筋走行循按，找到明显压痛后，旋按消散，观察主诉疼痛部位症状改善情况，如能明显改善，此压痛处即为治疗部位。

（二）传导痛检查

手部的传导痛检查以手部主诉症状或压痛消失来判断原发部位。如肩部冈下三肌按压引出明显压痛，嘱患者做诱发手部疼痛的动作，疼痛未引出，说明肩部对手部有制约作用。如果只有冈下三肌查到压痛能制约手部疼痛，则冈下三肌即为原发部位。如果有多个部位都能制约手部疼痛，则需要鉴别这些部位间有没有制约关系。如互相无制约关系，查到的压痛部位均需治疗，治疗先从颈部开始。

五、鉴别诊断

手部疼痛主要鉴别类风湿关节炎、反应性关节炎、腕骨坏死、单纯手部关节紊乱。

（一）类风湿关节炎

类风湿关节炎多侵犯对称性小关节，尤其手部，出现半小时以上晨僵。

（二）反应性关节炎

反应性关节炎多为肠道亚急性炎症的全身反应，也可为慢性口腔炎、牙周炎或其他部位慢性炎症引起，多出现手关节及膝关节疼痛，口服抗生素治疗能迅速治愈。

（三）腕骨坏死

腕骨坏死多发生于腕部急性创伤后，表现为腕关节疼痛肿胀感。逐渐发展为腕关节活动功能下降。

（四）单纯手部关节紊乱

单纯手部关节紊乱以单关节疼痛、肿胀为主要表现，多为连接手指的肌肉运动张力不均衡引起，掌指关节或指间关节出现关节面对位异常，反复研磨关节面水肿，引发疼痛。即使祛除了肌肉张力不均衡因素，手部小关节也很难自行恢复正常对位关系，需要术者牵拉手指远端，并轻轻摇动和旋转，使小关节对位恢复正常，如此才能消除疼痛。如果小关节紊乱时间较长，关节面出现磨损，则相应治疗很难保证持久稳定疗效。

六、治疗方法选择

（一）经络治疗

在循经按压压痛穴位进行毫针针刺，或对经筋压痛部位温针或火针点刺治疗。经络治疗对神经反射性疼痛效果明显，对筋膜或肌肉损害力学传导引起的疼痛效果不稳定。颈夹脊穴、华佗夹脊穴及肝胆经穴对手部疼痛有缓解作用，需要同时治疗。因为肝主筋爪，所以手部疼痛需要注意肝胆经的循行情况。

（二）皮下治疗

对腕背部皮肤滑动度差的腕部疼痛患者可以采取浅筋膜层通透的方法治疗。自腕背部疼痛明显的一侧进针，沿皮下通透至对侧（图7-4-1）。

（三）肌肉治疗

手部疼痛的肌肉治疗主要在前臂和颈肩部，查找到这些部位的肌筋膜张力增高处或肌肉条索、硬结压痛处，用粗针灸针、圆利针、针刀或口腔科注射器针头刺激，舒缓筋膜的紧张状态，消散条索、硬结。

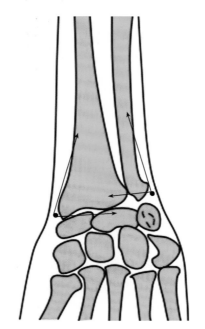

图 7-4-1　腕部皮下进针点及针刺方向

（四）放血治疗

手部疼痛可选取手指末端穴位点刺放血、小关节周围点刺放血或肘部浅静脉放血治疗。

（五）骨面治疗

在系统的软组织压痛点检查后，确定软组织损害的原发部位。在原发软组织损害部位定点针刺，撬拨起骨面附着的软组织，达到治愈手部疼痛的目的。如冈下三肌按压引出的疼痛能完全缓解手部主诉疼痛症状，则针对冈下三肌进行密集型银质针治疗；手指小关节的肿胀疼痛可选用细银质针治疗（图 7-4-2）。

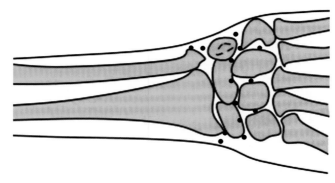

图 7-4-2　腕背部骨面针刺进针点

第五节　背部疼痛

　　背部疼痛较为常见，尤其伏案工作者或老年患者。现代办公以电子化办公为主，双上肢的单纯姿势重复、不良的工作坐姿及老化的胸脊柱段改变等成为背痛的常见原因。

　　电子化办公使人们长期以一个姿势面对电脑、手机等电子设备，颈肩背部软组织长期处于抗重力拉伸状态，容易造成肌肉的黏弹性紧张，出现反复发作的颈背部、上胸段软组织疼痛。频繁而单纯的手工工作存在同样特点，这种情况的背部疼痛多与肩部软组织损害有关。

　　不良的工作姿势是导致背痛的重要原因，很多背部疼痛患者没有明显的劳损史，但在工作中不能保持良好姿势，导致软组织损害的出现。还有人因为长期打牌或玩手游而出现背部疼痛。

　　随着人口老龄化，骨质疏松症的增多成为背部疼痛的另一重要原因。年龄的增长，软组织损害逐渐增多，导致椎体承受不均匀的压力，运动量减少，骨内钙质流失增多，容易出现椎体压缩性骨折，出现持续背部疼痛。

一、症状分析

（一）部位

疼痛的部位在上胸段，考虑颈部深层软组织损害、疼痛局部损害、冈下三肌损害、内收肌损害、腹直肌损害、腰骶后部损害或臀内侧损害，单侧背部疼痛还要考虑腹外斜肌损害。中胸段疼痛考虑腰骶后部、内收肌、腹直肌和疼痛局部损害。下胸段疼痛则多与腰骶后部损害、臀内侧损害有关。

1. 颈部软组织损害　颈部深层损害引起的背部疼痛与肩胛背神经刺激症状、头颈前移的胸段浅层过度牵拉有关。头颈前移引起头部重心前移，需要上胸段的浅层肌肉牵拉维持头部位置，过度应用出现上背部疼痛。

2. 肩部软组织损害　冈下三肌损害引起上肢外展时肩胛骨向外运动增多，菱形肌过度牵拉紧张，出现背部肩胛间区疼痛。

3. 大腿内收肌损害　内收肌耻骨附着处损害引起骨盆前旋转，牵拉腹直肌，使胸廓下拉力增加，胸脊柱段软组织后伸，脊柱应用增多，出现过度应用的劳损性疼痛。腹直肌损害存在同样特点，如腹型肥胖的患者多存在驼背或背部疼痛的症状。

4. 腰臀结合部损害　腰骶后部或臀大肌损害引起的脊柱矢状面改变，造成胸脊柱段承受过多的脊柱拉力，也会导致背部疼痛。

棘突顶部疼痛提示与棘突相对分离牵拉棘上韧带增多有关。棘突旁疼痛与脊柱的旋转增多有关。

（二）性质

背部沉重疼痛感觉与浅层被动牵拉或过度应用劳损有关；背部向两侧的窜痛，多存在椎体挤压的神经根刺激症状，提示可能存在椎体压缩。突然发生剧烈的背部疼痛，伴有濒死感，需要排查胸主动脉夹层动脉瘤。昼轻夜重的疼痛特点需要排查肿瘤可能。

（三）诱发姿势

坐久背部疼痛更多提示腰骶后部、臀内侧臀大肌损害；站久背部疼痛提示内收肌、腹直肌损害更多。卧位早期背部疼痛与胸脊柱段局部深层损害有关。单侧背部疼痛伴躯干旋转，多与腹外斜肌有关。

二、触诊

（一）皮肤触诊

触诊背部皮肤的粗糙程度，感知营养状态。背部皮肤粗糙、毛孔粗大提示浅筋膜层微循环功能减退。如果皮肤推动时，滑移程度下降，提示浅筋膜层粘连。皮肤提捏疼痛，提示浅筋膜层炎症存在。出现上述表现需要对浅筋膜层通透、牵伸治疗。

（二）肌肉触诊

在皮肤深层触诊竖脊肌浅层腱鞘张力及竖脊肌张力、条索、硬结，竖脊肌腰骶后部附着处的压痛情况。

（三）关节活动触诊

触诊各节段脊柱关节的活动度，活动度减小的部位可能存在肌肉痉挛或关节囊韧带蠕变缩短；活动度增加的部位为代偿损害部位。触诊时，主要触及棘突活动度。

三、压痛点检查

（一）循经压痛检查

背部疼痛属督脉和足太阳膀胱经流注区域，在疼痛区域的下游经络穴位循按压痛情况。胸脊柱段两侧的疼痛在循按足太阳膀胱经的同时，循按足少阴肾经穴位。督脉总督六阳经，所以六阳经流注问题均可引起后正中线疼痛。在疼痛水平向下循按穴位压痛。如 C_3 棘突压痛，则在 C_3 水平以下的阳经穴位都应循按。督脉与任脉循环流注，任脉总任六阴经，所以，阴经的穴位也应循按。棘突顶部疼痛或棘突间疼痛需要查找的部位明显增多。胸脊柱段疼痛区域属足太阳经筋，循按足太阳经筋和足少阴经筋的压痛情况。

（二）软组织压痛检查

背部疼痛应检查局部、颈部、冈下三肌、腰骶后部、臀内侧、大腿根部、腹内外斜肌及阔筋膜张肌等软组织附着处的压痛情况。

四、原发部位寻找

（一）经络或经筋按压

在相关经络穴位压痛或经筋区域压痛旋按，缓解穴位按压疼痛，嘱患者体会背部疼痛缓解情况，如能明显缓解，即可确定需要针刺的穴位范围。如存在大量穴位压痛的，可先选取压痛最明显的穴位治疗，也可根据病史长短选择穴位，病史久的选择离主诉部位远的穴位，病史短的选择离主诉部位近的穴位。经筋压痛寻找相关经筋压痛最明显的安全部位治疗，选取治疗部位时需要避开重要血管神经。

（二）传导痛检查

查找相关软组织附着处压痛，并与背部压痛区域进行逐一制约关系检查。能制约背部压痛的部位即为原发软组织损害部位，如存在多部位制约背部压痛的情况，需对这些部位进行制约关系检查，最终确定原发损害部位。如多部位之间没有制约关系的，则这些压痛部位可能均需要治疗，先从局部开始或先腰骶后部治疗。如查到的压痛部位都不能制约背部压痛的，则胸脊柱段存在原发损害或已有继发损害形成，需要对局部进行治疗。

五、鉴别诊断

背部疼痛应与冠心病心绞痛、心肌梗死、胸主动脉夹层动脉瘤、胸椎压缩性骨折、胸膜炎、肺炎、带状疱疹神经痛、胸椎肿瘤、食管炎或食管肿瘤等进行鉴别。

（一）冠心病心绞痛

背痛伴胸闷、气短时需要鉴别冠心病心绞痛。

（二）心肌梗死

后壁心肌梗死患者有时表现为不典型的背部疼痛，细心观察可发现疲惫和气短现象的存在。心电图需要做后壁的导联，必要时做冠状动脉造影。

（三）胸主动脉夹层动脉瘤

快速形成的胸主动脉夹层动脉瘤可出现突发的背部疼痛，常呈撕裂样疼痛，容易临床鉴别。缓慢发生的胸主动脉瘤则往往只有背部间断性疼痛，疼痛程度不是特别严重，在血压突然升高或应激时破裂，出现死亡。结合平时高血脂及动脉硬化的情况，需要胸部影像学检查确诊。

（四）胸椎压缩性骨折

胸椎压缩性骨折表现为背部疼痛向两侧沿肋间隙放射，有胸部束带感和吸气不畅的感觉。疼痛局部有明显压痛和叩痛。影像学检查可见椎体压缩性骨折。

（五）胸膜炎

胸膜炎引起的背部疼痛有吸气加重的特点，血常规及胸部影像学检查对确诊胸膜炎有重要意义。

（六）肺炎

老年慢性肺炎因功能衰弱，可无明显呼吸道症状，仅有背部疼痛，影像学检查有重要诊断意义。

（七）带状疱疹神经痛

背部带状疱疹常表现为单侧胸壁疼痛，表现为昼轻夜重的针刺样、烧灼样疼痛。

（八）胸椎肿瘤

胸椎肿瘤引起的胸部疼痛多缓慢发生，存在昼轻夜重的特点，常伴有贫血、面色晦暗等消耗性表现。急性病理性骨折可突发背部疼痛，进行影像学检查可明确诊断。

（九）食管炎或食管肿瘤

食管炎多伴发胸部或背部烧灼感，或有反流性食管炎病史。食管肿瘤多存在进行性吞咽困难。影像学检查对食管肿瘤有诊断价值，食管胃镜可明确诊断。

六、治疗方法选择

（一）经络治疗

单纯的背部肌肉痉挛可以通过针灸穴位治疗改善症状。对循按压痛的穴位进行毫针刺激，缓解肌肉痉挛状态。如按压疼痛穴位为肾俞、大肠俞、秩边、委中压痛明显，则对这几个穴位针刺治疗；如果三阴经的穴位压痛明显，则对三阴经穴位治疗。经筋压痛则主要针对足太阳经筋压痛或僵硬部位温针或火针治疗。

（二）皮下治疗

对于背部皮肤粗糙、滑动度差的，可在皮肤改变最明显的部位选点，应用圆针、拨针或拨松针通透撬拨浅筋膜层（图 7-5-1）。

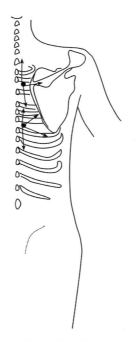

图 7-5-1　背部皮下治疗进针点及针刺方向

（三）肌肉治疗

对于肌肉内触诊条索、硬结的部位给予毫针、圆利针、针刀或口腔科注射器针头刺激，使其变软消散。针刺部位不能单纯集中在疼痛部位，所涉及肌肉的附着处及拮抗肌均应触压，如有条索、硬结，一并针刺。

（四）放血治疗

对足太阳经走行区域的浅表怒张血管点刺放血可缓解背部刺痛或沉痛症状。最常用的放血部位为腘窝及小腿怒张的静脉。此处的静脉怒张提示小腿深层压力增加和下肢静脉回流功能减退。对浅静脉的刺血，可短暂改善小腿肌肉的收缩力，增加下肢的平衡代偿能力，从而改变骨盆空间位置，降低胸脊柱段异常的拉力或压力，缓解背部疼痛症状。腰骶部怒张浅静脉也是经常放血部位。

（五）骨面治疗

背部疼痛在出现明显的制约关系或毫针治疗效果不好的情况时，需要对肌肉的骨面附着部位进行治疗。胸脊柱段有原、继发损害形成的，可对胸脊柱段进行密集型银质针治疗。针刺时注意进针方向和提插范围，处处以骨面为依托（图7-5-2）。

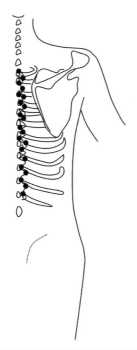

图7-5-2 胸脊柱段骨面密集型针刺治疗进针点

第六节 腰部疼痛

　　腰部疼痛为软组织疼痛中的常见症状,治疗不当会慢性迁延或反复发作。腰部疼痛虽然以腰部症状为主诉,但成因复杂,并非单纯腰肌劳损那么简单。腰部为人体运动控制的中间控制部分,需要付出更多的上下协调能力,代偿性应用是导致腰部疼痛出现的重要原因。中医讲"腰为肾之府,肾主骨生髓",腰部软组织损害势必导致中医所讲的"肾"出现问题。印证了膀胱经与肾经的表里关系。

一、症状分析

(一)部位

　　位于后正中线上的棘突间隙痛为棘突间距离减小,运动中相互挤压增多引起。与腰脊柱段向前曲度增加、棘突相互靠近有关。后正中线为督脉区域,督脉总督六阳经,阳经受寒、收引是棘突间痛的原因。距离督脉最近的阳经为足太阳膀胱经,也就是说胸腰筋膜后叶或竖脊肌的张力增加是引起棘突间疼痛的常见原因,放松这些软组织结构即可治疗相关疼痛。棘突两侧的疼痛与竖脊肌及椎板、关节突上附着的软组织炎症有关,提示竖脊肌的过度应用或腰部深层软组织的挤压,看到站立位腰脊柱段曲度增加,则多为竖脊肌张力增加引起;站立位腰脊柱段曲度变小,说明深层或椎管内软组织出现炎性刺激,需要开大椎板间隙或减小上下关节突的接触面积来缓解炎性刺激。远离后正中线的腰部疼痛,提示横突周围软组织炎症的存在,需要分析腰椎与骨盆相对旋转的因素。侧腰部疼痛与下胸段炎性刺激脊神经后支或腹内外斜肌的过度应用有关。腰骶部疼痛提示竖脊肌对骶骨背面的过度牵拉或臀大肌损害的疼痛感觉汇聚,如果骶骨背面没有明显的压痛，则臀大肌损害疼痛汇聚的可能性非常大。腰部疼痛位置明确为可指出的点，提示损害部位在棘突间、关节突或神经根周围。不能用手指出的弥漫性疼痛，提示广泛的肌筋膜炎症。

（二）性质

腰部疼痛以钝性疼痛为主，如果出现针刺样疼痛，需注意鉴别带状疱疹神经痛。撕裂样疼痛提示腹主动脉夹层动脉瘤，或关节突急性扭伤水肿刺激神经根引起疼痛。局部跳痛则需要排查感染性疾病。

（三）诱发姿势

站立时间长引起的腰部疼痛与竖脊肌过度应用或腰部深层软组织受压增多有关，无论是太阳经的收引还是三阴经的收引都可以出现这一现象。单纯的腰肌劳损及骨盆前旋转的躯干上部重心前移引起竖脊肌代偿紧张都是引起腰部疼痛的因素。坐时间长了腰部疼痛与竖脊肌、关节囊韧带过度牵拉有关，提示坐位时骨盆的后旋转状态。坐时间长了再站起来时腰部疼痛或不能快速伸直腰部，提示臀大肌或臀大肌臀中肌交界处软组织损害，站立时不能快速收缩引起。如果坐得位置较低时才出现站立腰痛，提示内收肌损害可能性大。凡坐位到站起的过程均为由阴转阳的过程，寒性收引的阴经紧张、足少阳少阴的枢机转换不良或三阳经的发越无力都是引起坐位站起过程出现腰痛症状的原因。弯腰过程中突然出现的腰部扭伤疼痛与腰椎关节突关节稳定性下降有关，需要检查腰椎与骨盆间的相对旋转因素。卧位前半夜腰痛与胸腰段软组织损害有关。后半夜或晨起腰痛与腰部深层损害或内收肌损害有关。抱持重物时腰痛与腹外斜肌损害有关。走路时间长了腰痛，提示行走过程中的骨盆前旋转状态增多，增加了腰部深层软组织挤压程度，这种变化与臀旁侧、内收肌损害有关，也就是说足少阳、少阴的枢机问题，增加了足太阳经的经气激发，出现腰部疼痛或伴抬腿困难。弯腰直起时腰痛不能快速伸直腰部，与坐位站起腰痛有相似的损害部位。卧位翻身腰痛与腹内外斜肌损害有关，属于足少阳枢机转换问题。

二、触诊

（一）皮肤触诊

触诊腰部皮肤温度是否下降，如皮温较周围低，提示腰部皮下血液循环功能下降，可能存在深层软组织的高张力或浅筋膜层压力增加。腰部皮肤的滑动度多正常，与经常的腰部运动有关。皮肤提捏痛在腰部浅层软组织损害时是很常见的。有时还可以看到腰部皮下怒张的浅静脉，提示腰部深层持续压力增加。

（二）肌肉触诊

在皮肤深面可触诊胸腰筋膜后叶的张力，胸腰筋膜后叶张力增加时提示竖脊肌持续高张力状态或背阔肌、臀大肌张力增加。在胸腰筋膜后叶的深层触诊竖脊肌的张力情况，俯卧位放松时，腰部两侧竖脊肌张力一致，无条索、硬结。如果出现一侧竖脊肌张力增加或竖脊肌内出现条索、硬结的情况，说明竖脊肌处于异常张力状态，需要强刺激推拿评价软组织损害情况。腰部疼痛患者除触诊竖脊肌外，还应触诊骨盆周围及颈背肩部肌肉，查找高张力来源。

（三）关节活动触诊

腰部疼痛的关节触诊主要触诊骶髂关节，在腰脊柱的前屈、后伸、左右侧弯、左右旋转动作中是否存在骶髂关节的弹性运动。正常的骶髂关节每侧只能有 1°～2° 的运动范围，触诊不会有明显感觉，如果骶髂关节周围附着的肌肉存在异常张力，则骶髂关节的运动变为瞬间改变，能够触诊到跳跃的弹性运动。腰部软组织层厚实，很难触到关节突关节的运动。

三、压痛点检查

（一）循经压痛检查

腰部疼痛虽然属足太阳膀胱经或督脉区域，但腰部为躯干上下的枢纽，所以涉及的软组织损害部位是非常多的。督脉的足三阳经和任脉的足三阴经全部涉及。如果有腰部酸痛的情况，还要检查手太阳小肠经。手太阳小肠经的问题会导致足太阳膀胱经流注不足。腰部伸不能屈的为足太阳经受寒；屈不能伸的为足三阴经受寒；屈伸均受限的为足三阴经和足三阳经均受累或少阳、少阴枢机出现问题。旋转不能为枢机先病。按上述规律循经按压查找穴位压痛。如为肌筋膜层张力增高引起，则循足太阳经筋及足少阴经筋循按压痛情况。

（二）软组织压痛检查

腰部疼痛的软组织压痛点检查涉及腰骶后部、腰部深层、臀内侧、臀后侧、臀旁侧、大腿根部、腹内外斜肌髂骨边缘附着处、耻骨联合上缘、冈下三肌、颈椎、项平面的软组织附着部位等。

四、原发部位寻找

（一）经络或经筋按压

根据患者的主诉及疼痛诱发姿势，选择相应经络循按，对查找到的压痛穴位旋按，嘱患者体会主诉症状的消失情况，如能明显缓解或消失，即可确定针刺穴位。如肌筋膜层张力较高，可在足太阳经筋上循按压痛，并旋按确定压痛部位对主诉疼痛的影响，来确定需要针刺部位。

（二）传导痛检查

查找到各部位的压痛点后，对每个压痛部位与腰部压痛进行制约关系检查，如腰痛部位能被其他部位压痛制约，则腰部疼痛属继发传导引起，能制约腰痛的压痛部位即为原发软组织损害部位。如多部位压痛均能制约腰部压痛，则需进行所查压痛部位的制约关系检查，确定原发部位。如各压痛部位不能相互制约，则所有部位都需要治疗。腰部压痛不能被其他部位压痛制约的，则腰部存在原发损害或继发损害形成。

五、鉴别诊断

腰部疼痛需要与腰椎肿瘤及转移瘤、腰椎结核、布氏杆菌病、带状疱疹神经痛、腹主动脉夹层动脉瘤、输尿管结石等进行鉴别。

（一）腰椎肿瘤及转移瘤

腰部疼痛呈持续性，存在昼轻夜重的特点，静息时疼痛不能完全缓解。尽早进行影像学检查。

（二）腰椎结核

腰部疼痛进行性加重，出现持续性低热或高热不退、乏力消瘦及午后潮热的临床表现，需进行结核菌素试验排查，尤其伴有咳嗽、咳痰等呼吸道症状者。

（三）布氏杆菌病

腰部疼痛伴有发热及疲乏无力等症状。结合牧区或活牛羊接触史，需进行布氏杆菌相关试验检查。

（四）带状疱疹神经痛

疼痛发生于一侧腰部，并向腹壁及下肢放射，呈针刺样、烧灼样疼痛，有昼轻夜重的特点。

（五）腹主动脉夹层动脉瘤

腹主动脉夹层动脉瘤起病急骤，疼痛程度强烈，多呈撕裂样疼痛，少数表现为伸腰加重的钝性疼痛。MRI 检查可明确诊断，未确定疼痛病因前，不可采取任何治疗措施。

（六）输尿管结石

腰单侧疼痛为主要表现，呈间歇性，可向尿道及会阴区放射，疼痛发作时常伴发恶心、呕吐。影像学检查可明确诊断。

六、治疗方法选择

（一）经络治疗

在循按经络的压痛穴位上行毫针治疗，新病近取，如查找到的压痛穴位较多，可按病史长短及患者的耐受程度分批次进行针刺治疗。腰部屈伸疼痛明显的，一般以腰臀及下肢的足太阳经穴位为主，结合肾经、肝经穴位；腰部扭转时疼痛明显的，以胆经、肝经穴位为主；腰部空痛的，查治手三阳经；饱腹腰痛或便秘腰痛的，脾经、胃经为查治重点。

（二）皮下治疗

患者腰部皮肤滑动度减退，或提捏皮肤有疼痛的，针对浅筋膜层用员针、拨针、拨松针等针具通透、撬拨。一般选取第四腰椎两侧皮肤进针点，方便针刺的各个方向操作（图7-6-1）。

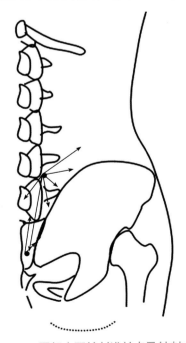

图 7-6-1　腰部皮下针刺进针点及针刺方向

（三）肌肉治疗

触摸肌筋膜层有明显张力增高或肌肉张力增高、条索、硬结时，应用圆利针、粗针灸针、针刀等针具进行筋膜层及肌肉条索、硬结的针刺治疗，使筋膜层张力下降，肌肉内的条索、硬结变小消失（图7-6-2）。在触诊肌肉时，不能单纯触诊腰部肌肉，循经络或经筋走向触诊肌肉张力及条索、硬结的分布情况。尤其是与竖脊肌有拮抗作用的腹直肌，需要阴阳的平衡。

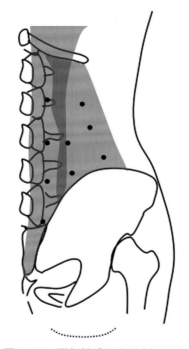

图 7-6-2　腰部筋膜肌肉针刺进针点

（四）放血治疗

腰部深层压力增加，浅表血液回流减慢，出现腰部怒张的紫色浅静脉。可对这些浅表静脉点刺放血，使深层静脉内血液自浅表静脉流出，从而降低软组织内静脉压力，改善局部血液循环，起到缓解疼痛的作用。对于慢性劳损突发加重的腰疼有明显的缓解作用，但不能持久改善症状，需要去除软组织异常张力，才能达到持久效果。急性腰部扭伤疼痛可通过足太阳膀胱经走行的腘窝区域浅静脉放血缓解症状，可能是因为此处浅静脉放血能降低股静脉及股深静脉张力，使静脉的张力反馈下降，从而缓解内收肌群的紧张状态，使疼痛得到缓解。

（五）骨面治疗

腰部疼痛的骨面治疗以腰骶后部及腰部深层软组织附着骨面为治疗目标，针刺至骨面后小幅度提插、撬拨骨面上附着的竖脊肌、多裂肌、回旋肌。髂骨边缘中段的密集型银质针治疗可撬拨腰方肌的骨面附着（图7-6-3）。在压痛点检查的原发部位查找，对原发软组织损害部位的密集型银质针针刺能起到持久的治愈效果。

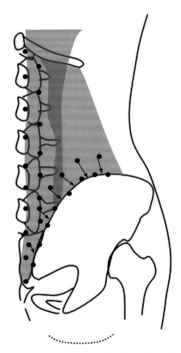

图 7-6-3　腰部及腰骶部骨面密集型银质针治疗进针点及针刺方向

第七节　臀　部　疼　痛

臀部疼痛可单独出现，也可与腰痛、腿痛同时出现。单纯臀痛多为软组织损害刺激神经引起，与相关肌肉长期过度应用或过度代偿有关。如足球运动中臀中肌对快速内收的下肢的速度控制，使足球以预期的速度和方向飞出，臀中肌的急刹车会导致肌肉内部结构的损伤，长期运动导致肌肉劳损，出现臀痛。臀部肌肉的叠加分布为髋部运动的连续性提供了结构基础，在损害后也会出现多种多样的疼痛避让和代偿。臀中肌损害发生水肿，叠加在其浅层的臀大肌就会被动放松，减少对臀中肌的挤压，降低骨盆控制力，骨盆前旋转，继发腰部深层压力增加，挤压关节突发炎引起腰痛和神经根刺激的腿痛。

一、症状分析

（一）部位

臀部疼痛的部位提示软组织损害部位，有利于原发损害部位寻找及循经取穴。

1. 臀内侧疼痛　提示臀大肌损害，如果只有单纯的臀内侧压痛，则高度怀疑腰椎管内软组织损害。腰椎管内软组织损害需要开大椎间隙来降低椎管内炎性物质挤压神经鞘膜引起的疼痛。腰椎间隙开大使躯干上部重心前移，需要臀大肌的持续收缩来维持人体重心的稳定性，长期处于兴奋状态的臀大肌易于劳损，出现臀内侧痛。臀内侧为足太阳膀胱经走行区域。

2. 臀后侧痛　提示臀中肌损害，或臀上皮神经的发出、分布、走行及反射区的软组织炎性刺激。臀中肌损害刺激游离神经末梢引起臀后侧疼痛；臀上皮神经的相应发出节段、竖脊肌前方、臀部出口处炎性刺激均可引起臀后侧痛。臀后侧深部疼痛与臀上神经受到炎性刺激有关，考虑梨状肌或臀小肌后束的损害性炎症刺激臀上神经引起或椎间孔周围的软组织损害刺激引起。臀后侧为足太阳膀胱经走行区域。

3. 臀旁侧痛　与臀中肌前束、臀小肌、阔筋膜张肌（简称髂翼外三肌）损害刺激游离神经末梢有关。浅层疼痛与臀上皮神经外侧束受到炎性刺激有关；深层疼痛与臀上神经受到炎性刺激有关，考虑梨状肌或臀小肌后束的损害性炎症刺激臀上神经引起或椎间孔周围的软组织损害刺激引起。臀旁侧为足少阳胆经区域。

（二）性质

臀痛多呈钝痛或酸胀痛，与软组织损害刺激游离神经末梢或伴局部微循环障碍有关。如出现坐骨神经发出或走行区域的点状疼痛或线状疼痛，多与坐骨神经的发出或走行区域受到炎性刺激有关。尤其是点状疼痛，多为椎管内软组织损害刺激神经鞘膜引起。臀部的撕裂样疼痛与其肌肉支配的运动神经受到急性刺激有关。臀部的针刺样、烧灼样疼痛考虑带状疱疹神经痛的可能性大。

（三）诱发姿势

坐位加重的臀部疼痛与臀中肌及臀中肌臀小肌交界处损害有关，此处为坐位骨盆控制部分，损害的臀中肌及臀中肌臀小肌交界处在坐位时受到过度牵拉，出现疼痛。站立位加重的臀部疼痛与臀大肌、阔筋膜张肌、内收肌、腰骶后部、腰部深层肌、椎管内软组织损害有关，站立位竖脊肌及臀部肌肉的过度应用、腰部深层的过度挤压都能引起腰部疼痛。行走出现的臀痛与臀旁侧、内收肌、腰部深层肌或椎管内软组织损害有关。后半夜出现的臀部疼痛与腰部深层软组织损害或内收肌损害有关。

二、触诊

（一）皮肤触诊

臀部皮肤温度降低，与局部血液循环减慢有关，提示浅筋膜层血液循环功能减退。皮肤滑动度下降或出现皮肤提捏痛，提示浅筋膜层出现炎症及粘连。如有皮肤瘢痕，影响皮肤滑动度，也是造成外感觉和本体感觉传递信息干扰的重要因素，对运动模式产生影响。

（二）肌肉触诊

臀部的肌肉触诊可触及臀大肌、臀大肌臀中肌交界、臀中肌、臀中肌臀小肌交界、阔筋膜张肌与臀小肌，臀部软组织薄弱的可触到梨状肌。

在臀内侧触诊臀大肌张力增高，提示存在臀大肌的过度应用，如躯干重心前移的悬吊；臀大肌张力下降时，提示臀大肌深面叠加的臀中肌存在损害，导致臀大肌收缩抑制，减少损害臀中肌的压迫。臀部疼痛患者在臀大肌臀中肌交界常可触及条索，与半屈髋动作长期应用有关，很多人不太理解半屈髋的动作，实际生活中是很常见的，如穿高跟鞋时站立位的骨盆前旋转动作。站立位微旋转骨盆的动作也会造成臀大肌臀中肌交界处过度应用，如站立位旋转躯干上部的骨盆固定动作常在流水线手工分拣工作中出现。

臀大肌臀中肌交界的条索为臀肌筋膜增厚部分，在臀大肌与臀中肌相对移动的过程中容易出现损害，有些不易消退的条索与腹外斜肌损害有关，两者间存在骨盆相对运动的协同与拮抗关系。

臀中肌触诊张力增高时，提示臀中肌的过度应用，在臀部疼痛的同时多伴有腿痛。与臀小肌叠加的臀中肌张力下降，提示臀小肌存在软组织损害。

臀旁侧常会摸到紧张的阔筋膜张肌，在长时间下肢伸直时挤压深面的臀小肌，如果臀小肌存在无菌性炎症即出现卧位臀腿痛，往往采取屈髋姿势缓解症状。站立位同样采取屈髋姿势，出现躯干上部重心前移的平衡代偿状态。在髋部被动外展时，可以触及阔筋膜张肌深层的臀小肌，臀小肌张力增加时提示臀小肌损害。

臀肌薄弱的患者在坐骨大切迹下外侧可以摸到张力增加的梨状肌，说明臀部深层损害日久，浅层肌肉受到抑制萎缩了，梨状肌在髋关节运动中过度代偿应用出现肿胀。

（三）关节活动触诊

臀部主要触诊髋关节的运动状态。在髋关节屈伸运动中，可以触及髋关节弹响或髋关节跳跃现象。一种髋关节弹响在髋部运动时可以摸到髂胫束摩擦股骨大转子的情况，与内收肌张力增高引起的大腿内收有关；一种髋关节弹响在髋关节运动时可以摸到股骨大转子的跳跃，与髋关节周围软组织张力不协调有关，在髋部运动中出现股骨头的卡顿与跳跃。有的髋部运动没有弹响，只有小幅度的跳跃现象，同样提示髋关节周围软组织张力不均匀。在髋部弹响鉴别中，股骨小转子撞击坐骨结节的弹响与内收肌及臀深六小肌损害有关，可以在坐骨结节周围摸到弹跳的股骨内侧结构。

三、压痛点检查

（一）循经压痛检查

臀内侧和臀后侧的疼痛循足太阳膀胱经向下查至足外侧，循足少阴肾经向上查至腹部。如为酸软，则沿足太阳膀胱经向上查至头颈部。臀旁侧疼痛循足少阳胆经向下查至足，循足厥阴肝经向上查至胸。如为酸软，则沿足少阳胆经向上查至颈。查找穴位压痛的分布情况。如触诊时肌筋膜及肌肉张力高，按压不能放松，则自主诉疼痛处沿所属经筋向两端寻找压痛部位。臀内侧臀后侧为足太阳经筋所过之处，在循按足太阳经筋同时循按足少阴经筋。臀旁侧为足少阳经筋所过之处，在循按足少阳经筋同时循按足厥阴经筋。任脉、督脉也是查找的重要部位，如上脘、中脘、下脘、气海、关元、腰俞、命门、筋缩、至阳等都是容易出现压痛的部位。

（二）软组织压痛检查

臀部疼痛的软组织压痛点检查自臀部附着的肌肉开始，还要查找腰部、胸腰段、内收肌、小腿肌群压痛点。臀部软组织在软组织损害性疼痛中原发损害占比较高，绝大部分臀部疼痛患者都有臀部压痛。

四、原发部位寻找

（一）经络或经筋按压

对循按压痛敏感度的穴位进行旋按，使疼痛缓解，其主诉疼痛能得到缓解的，即为需要治疗的穴位。将所有能缓解主诉疼痛的穴位一并或分组治疗。经筋循行区域压痛引出，能缓解主诉疼痛的即为需要治疗部位。

（二）传导痛检查

在臀部疼痛的压痛点检查中，找到所有相关压痛点，按常见的软组织疼痛传导规律进行压痛的制约关系检查，能制约臀部压痛的即为臀部疼痛的上源传导部位。如查得的上源传导部位较多，可对这些部位进行压痛制约关系检查，找到原发软组织损害部位。如所有查得的压痛部位不能制约臀部的主诉疼痛部位，甚至臀部主诉疼痛部位的压痛能制约其他部位的压痛，说明臀部压痛部位为原发损害部位。

五、鉴别诊断

臀部疼痛需要与腰部肿瘤、腹盆腔肿瘤及强直性脊柱炎的臀腿部症状鉴别。

（一）腰部肿瘤

腰部肿瘤可分为脊髓肿瘤、硬膜外肿瘤和椎体肿瘤。脊髓肿瘤快速生长，发生缺血坏死或直接刺激脊髓本身引起臀部疼痛，多同时出现臀腿感觉异常。硬膜外肿瘤挤压椎管内脊髓，造成脊髓缺血，可出现臀痛，多伴有脊髓压迫引起的下肢功能减退。椎体肿瘤突破骨质刺激神经根时可引起臀部疼痛，多伴有腰痛。

（二）腹盆腔肿瘤

腹盆腔肿瘤刺激脊神经前支引起反射性臀痛或直接刺激骶神经丛引起臀痛。

（三）强直性脊柱炎

强直性脊柱炎向臀腿部发展时，引起臀部疼痛，多以髋关节周围疼痛为主，日久出现髋关节炎或股骨头坏死。

六、治疗方法选择

（一）经络治疗

在循经查找时，穴位压痛能缓解主诉症状即可应用经络穴位治疗。如穴位治疗效果不稳定，则可循经筋压痛用温针或火针治疗。

（二）皮下治疗

臀部皮肤少有提捏痛，但皮肤与皮下组织粘连使皮肤滑动度下降的情况相对常见，尤其是臀上皮神经臀部出口处粘连可引起明显的臀痛，行走牵拉加重，用员针、拨针、拨松针等钝头针具在臀上皮神经出口处浅筋膜层内通透、撬拨，放松臀上皮神经的牵拉，可缓解因此处粘连引起的臀痛。臀旁侧皮肤滑动度下降，影响臀旁侧肌肉，尤其是阔筋膜张肌的兴奋性。臀旁侧浅筋膜层的炎症刺激阔筋膜，引起阔筋膜蠕变缩短，增加阔筋膜张肌的内部压力，加速阔筋膜张肌的损害出现。自股骨大转子尖上方进针或髂前上棘外侧进针，通透、撬拨臀旁侧筋膜层，可达到治疗臀旁侧疼痛作用（图 7-7-1）。

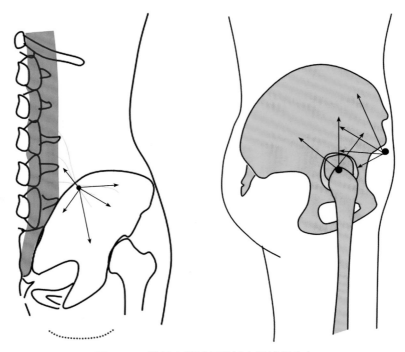

图 7-7-1　臀部皮下针刺进针点及针刺方向

（三）肌肉治疗

臀部肌肉触诊时的条索、硬结可用粗针灸针、圆利针、针刀、银质针等针具治疗，针尖反复通过条索、硬结，使其变软消失，达到治疗臀部疼痛的作用。常用点为臀大肌臀中肌交界处、臀中肌臀小肌交界处、梨状肌骨盆外侧投影、股骨大转子尖周围、髂骨翼阔筋膜附着处（图 7-7-2）。

（四）放血治疗

臀部疼痛多采取腘窝以下的浅静脉放血治疗，可用于治疗急性臀痛，对慢性臀部疼痛只能短期缓解症状。寻找腘窝及小腿、足踝处怒张的浅静脉点刺放血，3～7天1次，对于缓解慢性臀痛的急性发作有积极作用。

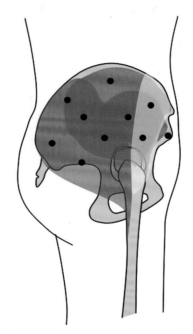

图 7-7-2　臀部筋膜肌肉针刺进针点

（五）骨面治疗

慢性软组织损害引起的筋膜、肌肉张力增加，肌肉附着部分的敏感压痛需要密集型银质针的骨面撬拨才能达到持久疗效。臀部的针刺一般分2～3个部位进行，每个部位针对不同的臀痛，坐骨大切迹周围的针刺注意臀上动脉，减少刺伤出血的机会（图7-7-3）。可通过深压进针、放慢提插速度、减小提插幅度和针后按压减少臀深部出血。

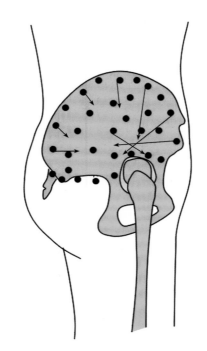

图 7-7-3　臀部骨面密集针刺进针点及方向

第八节　大腿根部疼痛

一、症状分析

　　大腿根部疼痛较多见于髋关节炎、股骨头坏死、腰大肌痉挛、内收肌痉挛。急性起病较多，出现大腿屈曲、内收、外旋的被动体位。内收肌和腰大肌都具有引起下肢改变为这一体位的功能。髋关节炎或股骨头坏死释放炎性物质，刺激越过髋关节前囊的腰大肌，引起腰大肌痉挛，产生与腰大肌本身损害相同的被动体位。大腿根部的代偿性疼痛与整个臀部软组织损害有关，全臀部软组织损害牵拉股骨与内收肌产生多个方向拮抗，内收肌过度应用。腰部深层损害对脊神经后支刺激也可引起脊神经前支分布区的反射性疼痛。

（一）部位

疼痛位于大腿内侧耻骨及坐骨附着处，或位于髋关节投影处，有时可牵涉小腹疼痛，或出现会阴区域疼痛。耻骨坐骨附着处疼痛多与肌肉损害有关，髋关节投影处疼痛与腰大肌急性痉挛或髋关节炎症有关。牵连小腹时需要鉴别腹直肌损害引起的症状。

（二）性质

疼痛多以动作诱发为主，在行走或伸髋时加重。如果出现静息状态下加重，考虑关节内炎症、关节腔积液或腰部深层、盆腔问题引起。

（三）诱发因素

寒冷、扭挫伤、月经周期为此处疼痛诱发因素。

二、触诊

触诊可触及高张力的内收肌或腰大肌，关节活动度触诊可触及股骨头的弹跳现象。软组织薄弱者可触及肿胀的髋关节前囊。在腰骶部触诊时，可触及张力增高的竖脊肌、腰脊柱段变直或胸腰段后凸。

三、压痛点检查

内收肌耻骨附着处的压痛点提示内收肌损害可能；腰大肌压痛点提示腰大肌损害。腰大肌压痛点在股动脉搏动的外侧，仰卧位垂直压至髂耻隆起外侧骨面。髋关节前囊的按压多提示髋关节囊炎，结合4字试验可初步判断股骨头坏死。腰骶后部压痛、腰部深层叩击痛及脊柱旁压痛均提示腰骶部软组织损害的可能。

四、原发部位寻找

内收肌的耻骨附着处压痛需要与臀旁侧、臀大肌、腰骶后部软组织压痛进行制约关系检查。腰大肌压痛需要与腰骶后部、臀大肌压痛进行制约关系检查。

五、鉴别诊断

大腿根疼痛需要与髋关节结核、骨肿瘤、腹股沟疝或隐睾嵌顿、脚气感染引起的腹股沟淋巴结炎鉴别。

(一)髋关节结核

髋关节结核起病缓慢,多有肺部或其他区域的结核灶,结核菌素检查和影像学检查可明确诊断。

(二)骨肿瘤

耻骨转移瘤出现耻骨痛及大腿内侧痛。盆腔肿瘤引起大腿内侧痛,常伴下肢肿胀。

(三)腹股沟疝或隐睾嵌顿

可在腹股沟区摸到疝出物或嵌顿的睾丸,需要超声影像学进一步鉴别。

(四)脚气感染

结合患者脚气病史和腹股沟淋巴结肿大,可以做出初步诊断,抗感染治疗痊愈验证诊断的准确性。

六、治疗方法选择

大腿根部为足三阴经所过,可选取足三阴经及足三阳经穴位治疗。内收肌、腰大肌损害引起的大腿根疼痛可选取毫针、圆利针、针刀、拨针等在疼痛局部、腰骶部治疗，效果不稳定或病史较长的可选择密集型银质针治疗（图7-8-1）。髋关节炎或股骨头坏死银质针治疗的效果持久性好。

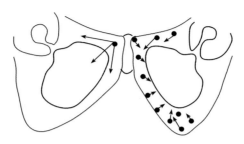

图 7-8-1　大腿根部的密集骨面定点及针刺方向

第九节　腿部疼痛

腿痛可单独发生，也可与腰臀痛同时存在。究其成因：一部分与感觉神经分布区的反射性疼痛有关；一部分与腿部软组织过度应用的劳损有关。

一、症状分析

（一）部位

腿部疼痛涉及的部位较多，包括大腿内侧痛、大腿前侧痛、大腿外侧痛、大腿后侧痛、小腿外侧痛、小腿后侧痛、小腿内侧痛及各部位同时出现的腿痛。

1. 大腿内侧痛　多起自大腿根部，向大腿内侧放散，股神经受到刺激引起。股神经起自2～4腰神经，下行越过腰大肌外侧缘入盆腔，与股动静脉伴行如股管，发出皮神经分布于股内侧。自膝内侧移行为隐神经，沿小腿内侧下行至内踝及足跟内侧。股神经的发出、走行、分布区域内软组织损害刺激神经末梢，均有可能引起大腿内侧痛。尤其内收肌群的损害直接刺激股神经的感觉神经分支，引起大腿内侧痛多见，常伴有膝内侧痛或足跟内侧痛，与足三阴经或足三阴经筋分布区域一致。胸腰段深层软组织损害需要释放深层压力，后凸减小关节突间距，造成躯干上部重心前移，腰脊柱段前凸代偿增多，腰丛神经根与椎间孔摩擦加大，出现无菌性炎症刺激神经根时，即会出现相应的神经刺激症状。另外，腰部深层软组织损害刺激脊神经后支引起的前支分布区疼痛感觉或腰椎管内软组织损害刺激相应脊髓节段引起的下肢神经分布区疼痛都是大腿内侧主诉疼痛的原因。缝匠肌损害刺激其内部穿出的股内侧皮神经，可引起大腿内侧下部疼痛。

2. 大腿前侧痛 分为大腿前侧上部疼痛与大腿前侧下部疼痛。大腿前侧上部疼痛与股直肌屈髋应用增多有关，可因腰大肌或臀小肌、阔筋膜张肌无力的代偿应用引起，也可为独立的姿势性损害。大腿前侧下部疼痛与髌下脂肪垫损害的屈膝避让引起股四头肌的过度兴奋有关，是髌下脂肪垫原发性损害的传导痛之一。大腿前侧痛属足阳明胃经或足阳明经筋的分布区域。

3. 大腿外侧痛 与阔筋膜张肌损害刺激游离神经末梢或股外侧皮神经受到炎性刺激有关。阔筋膜张肌损害拉紧髂胫束及大腿前外侧筋膜层，导致下肢运动过程中股外侧肌与筋膜层摩擦增多，出现无菌性炎症，刺激股外侧皮神经引起大腿外侧痛。股外侧皮神经起自腰丛，腰骶后部、腰部深层或胸腰段损害时均可引起股外侧皮神经的刺激，出现大腿外侧痛。另外，股外侧肌的过度应用也可引起大腿外侧痛，与下肢外旋、屈曲的 O 形腿姿势有关。

4. 大腿后侧痛 分为大腿后侧片状疼痛、线状疼痛及点状疼痛。片状疼痛的主诉部位边界模糊，患者会指着大腿后侧一大片，这种疼痛与腰骶部软组织损害的反射区疼痛或腘绳肌筋膜层张力增加有关，多为腰臀部软组织损害的传导疼痛，属足太阳膀胱经区域。线状疼痛提示坐骨神经刺激症状，如腰臀内收肌压痛部位的强刺激推拿不能缓解症状，椎管内软组织损害可能性大。点状疼痛提示椎管内损害刺激硬脊膜引起，出现定位准确的情况。

5. 小腿外侧痛　很常见，腓总神经的发出、走行、分布区域刺激均可引起小腿外侧痛。腓总神经自骶丛发出，穿梨状肌下孔或梨状肌内部，与胫神经共同走行于坐骨神经鞘内，在腘窝顶点与胫神经分开，走行于股二头肌短头的后内侧，越过腓骨小头下方的腓骨颈，进入小腿前肌群深层。梨状肌损害、内收肌损害、股二头肌损害及小腿前外侧肌群损害均可刺激腓总神经，引起小腿外侧疼痛。跗骨窦损害的踝内翻避让使足部承重时腓骨长短肌负荷增加，出现腓骨长短肌损害引起的小腿外侧痛。

6. 小腿后侧痛　小腿后侧浅层为腓肠内侧皮神经、腓肠外侧皮神经和两者融合的腓肠神经分布区域；深层为胫神经分布区。小腿后侧浅层疼痛与腓总神经、胫神经的发出、走行、分布区域炎性刺激有关。尤其与小腿三头肌的过度应用引起筋膜层炎症水肿，刺激浅层分布的神经有关。小腿重心前移是引起小腿三头肌长期兴奋的常见原因。小腿三头肌张力增加，导致小腿深静脉回流功能障碍，深层的炎性水肿刺激胫神经，引起小腿深层疼痛。小腿后侧为足太阳膀胱经区域。

小腿内侧痛与隐神经的刺激症状有关，在隐神经发出、走行、分布区域受到炎性刺激，均可引起小腿内侧痛。小腿内侧为足三阴经区域。

（二）性质

胀痛为主的多在疼痛部位所属经络以下流注区域存在软组织损害，酸痛为主的多在疼痛部位所属经络以上流注区域存在软组织损害。

（三）诱发姿势

胸腰段软组织损害引起的腿痛常伴有前半夜腰痛，与胸腰段脊柱伸直挤压关节突的疼痛避让有关。腰部深层损害在平卧位时间久后出现腿部疼痛。单腿支撑时的腿痛与臀旁侧、臀后侧软组织损害有关。行走过程中的腿痛与骨盆前旋转引起的腰部深层压力加大或腿部肌肉的缺血水肿有关。

二、触诊

（一）皮肤触诊

触诊大腿内侧、外侧、前侧、后侧皮肤滑动度及提捏痛情况，大腿内侧、大腿外侧出现提捏痛的概率较大。说明大腿内侧、外侧容易出现皮下软组织层炎症。触诊小腿内侧、外侧和后侧皮肤滑动度及提捏痛情况，小腿内侧软组织层薄，提捏痛明显。小腿外侧损害多出现小腿外侧皮肤脱毛的现象，皮肤提捏痛也会明显。小腿后侧下段皮肤滑动度容易下降，上段提捏痛概率较大。

（二）肌肉触诊

大腿触诊内收肌群、股四头肌及腘绳肌群的筋膜张力和肌肉内部条索、硬结。小腿触诊小腿前肌群、小腿外侧肌群和小腿后肌群，小腿前肌群表面筋膜层较厚，损害时筋膜张力明显增高。小腿后肌群分为浅深两层，深层触诊很难透过小腿三头肌触到深层肌，可以在胫骨后内侧缘触摸深层肌筋膜的附着处，有损害的部位会有明显触痛；浅层可以自小腿后侧直接触到，由于小腿三头肌较厚，可以采取钳压触诊的方法，有软组织损害的肌肉可触到明显的条索、硬结。

（三）关节活动触诊

腿部疼痛主要触诊膝关节或踝关节活动，在第十节膝部疼痛及第十一节足踝疼痛中介绍。

三、压痛点检查

（一）循经压痛检查

按照主诉疼痛的部位分属经络区域循按其流注的远端经络穴位，

查找穴位压痛点，可远达下一流注经络。如大腿外侧疼痛属足少阳胆经，沿疼痛部位向下查胆经穴位压痛，然后查其流注的足厥阴肝经穴位压痛。如果出现肌肉筋膜层张力增高，循按足少阳经筋，没有流注的方向特点。

（二）软组织压痛检查

腿部疼痛的压痛点检查涉及主诉部位的骨面软组织附着处和踝、膝、骨盆周围、脊柱各节段的软组织附着处。慢性腿痛不单纯是腿的问题，所有引起腿的肌肉过度应用的因素都可能引起腿部疼痛，所有引起腰部深层压力增加的因素都可以引起腿痛。

四、原发部位寻找

（一）经络或经筋按压

旋按查找到的有压痛的穴位，能缓解主诉疼痛的即为需要针刺的穴位。经筋循按应用同样方法，在查找到的压痛部位旋按，能缓解主诉症状的即为需要治疗的部位。

（二）传导痛检查

腿部疼痛多存在传导痛，如大腿外侧疼痛可为臀旁侧软组织损害、腰骶后部软组织损害、胸腰段软组织损害传导而来。小腿内侧痛可为股骨内上髁处软组织损害、内收肌耻骨附着处损害、腰骶后部损害、胸腰段损害或冈下损害传导而来。每个部位的主诉疼痛按常见传导痛制约关系检查即可查得原发部位。

五、鉴别诊断

腿部疼痛应与下肢动脉狭窄、下肢静脉微血栓、软组织肿瘤和骨肿瘤鉴别。

（一）下肢动脉狭窄

下肢动脉狭窄出现以夜间跳痛为主的腿部疼痛。多见于糖尿病、高脂血症患者。

（二）下肢静脉血栓

下肢静脉血栓造成静脉回流障碍，下肢微血栓形成以酸胀、疼痛为主要临床表现，下肢水肿程度较轻。

（三）软组织肿瘤

软组织肿瘤表现为下肢软组织内肿块伴下肢疼痛。超声检查可提供诊断线索，软组织活检可确诊。

（四）骨肿瘤

骨肿瘤的疼痛以静息痛为主，年轻人发病比例较高，常因外伤后出现持续疼痛，影像学检查可明确诊断。

六、治疗方法选择

（一）经络治疗

在查找到的压痛穴位针刺，出现酸、胀、重、麻等感觉，如果查找的压痛穴位较多，可分批针刺治疗。病程短的先选离主诉疼痛部位近的穴位，病程长的所有按压有效的穴位都要选择。查找到的经筋压痛则从按压最痛的部位开始，应用火针或温针治疗。大腿内侧血管较多，不宜深刺，避免血肿出现。

（二）皮下治疗

在皮肤滑动度差或提捏痛明显的部位定点，应用员针、拨针、拨松针或其他钝头针具，做皮下通透和筋膜层撬拨治疗（图 7-9-1～图 7-9-3）。

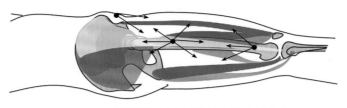

图 7-9-1　大腿前外侧皮下进针点及针刺方向

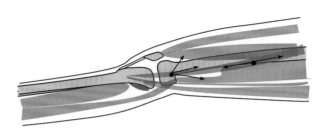

图 7-9-2　大腿内侧皮下进针点及针刺方向

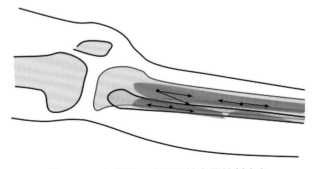

图 7-9-3　小腿外侧皮下进针点及针刺方向

（三）肌肉治疗

在肌筋膜张力增加或出现条索、硬结的部位应用粗针灸针、圆利针、针刀、6 号或 7 号注射器针头点刺高张力的筋膜，随着点刺可摸到筋膜层逐渐放松，治疗效果最好。针刺肌肉内部的条索、硬结，使其变软、消失。在大腿内侧操作时注意针刺深度，可抓握起肌肉针刺，较为安全。（图 7-9-4、图 7-9-5）

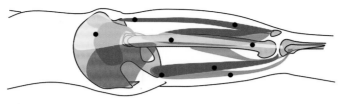

图 7-9-4　大腿前、外、后侧筋膜肌肉针刺定点

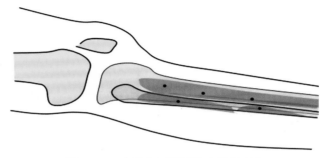

图 7-9-5　小腿外侧筋膜肌肉针刺定点

（四）放血治疗

腿部疼痛的放血治疗是非常方便的，一般选取卧位或站立位时下肢怒张的浅静脉，用 12 号注射器针头点刺放血，血液颜色变红自然止血或出血量较多时压迫止血。

（五）骨面治疗

原发于腿部的疼痛可根据压痛部位进行针刺，大腿前、外侧针刺为密集型银质针安全入路，小腿胫骨外侧缘、胫骨后内侧缘、腓骨前缘和腓骨外侧缘为密集型银质针安全入路。针刺腓骨时注意避开腓总神经的走行部位。大腿前侧入路可针刺股骨干前侧、内侧和外侧附着的软组织；大腿外侧入路可针刺股骨外侧、前侧和后侧附着的软组织。小腿胫骨外侧缘和腓骨前缘针刺可放松小腿前肌群的紧张度；腓骨外侧缘针刺可放松小腿外侧的腓骨长短肌紧张度；胫骨后内侧缘针刺可放松小腿后侧肌群的筋膜张力，改善小腿后侧肌群的血液循环，降低小腿后筋膜室张力。（图 7-9-6）

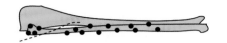
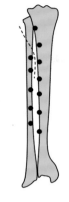
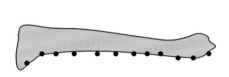

图 7-9-6　小腿内、外、前侧骨面针刺定点

第十节　膝部疼痛

　　膝部疼痛是运动系统的常见病、多发病，以膝关节疼痛为主，可伴发膝关节积液或膝关节形态改变。中医认为膝为筋之府，说明膝关节周围的韧带较多，受各个方向的力影响，在膝关节的运动中存在复杂的关节相对运动。肝主筋，肝经收引直接影响膝关节的运动状态。所以，膝关节以上的肝经流注穴位都可能引起膝部疼痛。

一、症状分析

（一）部位

　　膝部疼痛分为膝内侧痛、膝外侧痛、膝前下方痛、腘窝痛、内膝眼痛、鹅足痛、全膝痛。

　　1. 膝内侧痛　多出现于膝关节内侧间隙，常被诊断为膝关节内侧半月板损伤。当患者影像学检查有半月板损伤时，此膝内侧痛就归结为半月板问题。实际上膝关节内侧间隙疼痛很多与腰骶后部、内收肌耻骨附着处、股骨内收肌结节有关，需要做传导痛制约关系鉴别。即使是膝关节内侧间隙压痛不能被其他部位制约，局部的关节囊银质针治疗也能消除疼痛症状，说明膝关节内侧疼痛与膝关节内侧关节囊研磨有关。膝内侧痛还有一部分出现在股骨内上髁，与内收肌损害、臀旁侧损害关系密切。急性创伤性膝关节内侧疼痛多为膝关节内侧副韧带损伤引起，局部艾灸较为适合。

2. 膝外侧痛　表现为膝关节外侧间隙痛的多存在膝关节外翻角加大引起的关节间隙研磨。如果为膝关节外侧副韧带处疼痛，提示膝关节内翻或股二头肌应用增多。膝关节外前下方疼痛与髂胫束过度紧张有关，提示内收肌损害或腰骶后部损害。

3. 膝前下方痛　多为髌下脂肪垫原、继发损害引起，内外膝眼的软组织膨隆提示髌下脂肪垫水肿或增生。

4. 腘窝痛　基本都是传导痛，最近的部位是髌下脂肪垫，臀中肌中下段、腰骶后部、臀大肌臀中肌交界处都是腘窝痛的常见原发部位。腘窝的后外侧痛则与内收肌有一定关系。

5. 内膝眼痛　是膝关节疼痛的常见位置，与膝前下方痛症状相似，主诉疼痛位置出现在髌骨下方的髌韧带内侧，属隐神经膝关节支分布区。髌下脂肪垫内侧部分损害、股骨内上髁收肌结节处损害、内收肌耻骨附着处损害、腰骶后部软组织损害、胸腰段软组织损害都可引起这一症状。

6. 鹅足痛　鹅足位于胫骨内侧髁前下方，为缝匠肌、股薄肌、半腱肌三条肌腱共同的附着部位，起到骨盆与胫骨位置调整的作用。鹅足肌间附着的胫骨下方正是足部支持力线通过的部分，同样三块肌肉的骨盆附着也是以股骨头为支点的平衡调节部分。鹅足附着的每一块肌肉的过度应用都有可能引起鹅足肌腱附着处炎症疼痛，骨盆周围附着的肌肉损害及踝关节的力学结构改变都可引起鹅足肌腱疼痛。

7. 全膝痛　分为有触压痛和无触压痛。有触压痛多存在膝关节本身损害；无触压痛多为腰骶部深层软组织损害传导痛。

（二）性质

膝关节胀痛可能有关节腔积液；膝关节刺痛提示存在局部水肿；

膝关节酸痛提示下肢或膝关节局部血液循环不良。

（三）诱发姿势

运动后出现膝部疼痛，休息缓解，提示膝关节存在运动轨迹不正常或过多的运动代偿。不动不痛，一动就痛，提示膝关节局部已经出现炎性水肿，可以急则治标。持续疼痛，夜间加重，排查肿瘤及骨髓水肿的情况。夜间膝痛多存在腰部深层软组织损害或内收肌损害。中医认为"膝为筋之府、肝主筋"，夜卧血归于肝，则筋舒，肾水不足，肝木不得滋养，或肝经受寒收引都是引起膝痛的原因。

二、触诊

（一）皮肤触诊

软组织损害的膝关节触诊皮肤温度下降，如皮温升高则需要排查感染性炎症。有膝关节局部软组织炎症的可查找到皮肤提捏痛；膝关节运动功能障碍的多存在皮肤滑动度下降，说明炎性粘连自皮下至韧带均有发生。触及膨胀的膝关节或浮髌试验阳性，提示膝关节积液。

（二）肌肉触诊

膝关节周围附着肌肉众多，在膝关节不负重体位触诊周围附着的肌肉，查找肌筋膜张力及肌肉内部的条索、硬结。同时向两侧延伸触诊整个小腿和大腿的肌肉。股四头肌、腘绳肌、大收肌、长收肌、股薄肌、腘肌、腓肠肌、比目鱼肌的触诊可以提供给我们肌肉的紧张状态。自髂前下棘沿股骨干向下或自髌骨沿股骨干向上触诊股骨前侧的股直肌筋膜及肌肉的张力，体会股直肌内部条索、硬结的情况；沿股骨干外侧触及髂胫束的张力及其深面的股外侧肌的张力，髂胫束张力高影响股外侧肌触诊时，可仰卧大腿外展位放松髂胫束再触诊；沿股骨干内侧触诊上部的长收肌、下部的股内侧肌及表浅的股薄肌；在大腿的前内侧可触诊斜向走行的缝匠肌。俯卧位触诊时，自坐骨结节沿股骨干后侧向下触诊腘绳肌，有相当一部分慢性腰腿痛患者腘绳肌张力增加，并且肌肉内部有条索、硬结，甚至硬块。自胫骨内侧髁后侧沿骨面深入向外触诊腘肌胫骨后侧附着部分，可触及张力增加的腘肌，很多合并触痛。自小腿后侧触诊腓肠肌，很多人的腓肠肌张力增加，肌肉内部存在条索、硬结，甚至硬块。触诊腓肠肌时，由于其深面为比目鱼肌，触到条索、硬结后，需要拇指与其他四指分开提捏腓肠肌确认病变深度，如提捏腓肠肌未发现肌肉内部的条索、硬结，说明自后方触诊的条索、硬结在比目鱼肌内。自胫骨后内缘或腓骨后缘向小腿深层触诊，可触及大部分比目鱼肌，很多人有条索、硬结和触痛。

（三）关节活动触诊

膝关节触诊包括承重状态下触诊和非承重状态下触诊，两者对照增加诊断准确性。承重状态下触诊多采取蹲起动作，检查者手掌轻抚患者髌骨，手指紧贴膝关节，嘱患者做蹲起，体会关节运动时的摩擦感、骨骼之间的相对跳跃感等。如蹲起困难的，可仰卧位检查，检查者一手握患者足底，另一手轻抚膝关节，做膝关节屈伸对抗动作，体会膝关节运动时的摩擦感和骨骼之间的跳跃现象。然后体会患者膝关节在非承重姿势下的屈伸动作，如站立位屈伸膝关节、坐位屈伸膝关节或仰卧位屈伸膝关节，查找承重与非承重的不同。如果两种情况下的膝关节运动无变化，说明膝关节本身的固定韧带张力不正常；如果两种情况下膝关节运动有明显变化，说明膝关节处于承重代偿状态，可能本身问题很小。

三、压痛点检查

（一）循经压痛检查

按患者主诉疼痛部位所属经络区域查找其循行流注下游的穴位压痛。膝关节内侧疼痛分属足三阴经，其流注方向向上，多在耻骨结节、耻骨上下支及坐骨结节、坐骨支查得压痛穴位。而膝前侧疼痛为足太阴、阳明经所夹区域，需要向小腿、足踝查找足阳明经穴位压痛或大腿内侧向上查找足太阴经穴位压痛。如为经筋病，则需在经筋所属区域上下查找。膝关节酸软则需检查流注膝关节的上源穴位，足三阴经需要查足三阳经穴位，与软组织查体的腰臀部损害引起膝关节酸软正好重叠。

（二）软组织压痛检查

膝部疼痛需查找足踝周围、膝关节本身、骨盆周围、腰骶后部、腰脊柱段、胸脊柱段、颈脊柱段、冈下三肌、项平面的压痛分布情况，也就是说膝部疼痛要查遍全身压痛点。

四、原发部位寻找

（一）经络或经筋按压

在查找到的压痛穴位上旋按，使压痛缓解，观察膝部主诉疼痛是否减轻，如果减轻，即可确定针刺穴位，如查找到的穴位较多，可分批次针刺，耐受性好的可全部排刺。如病史较久，经筋为病，可在循按压痛的经筋部位，观察患者主诉症状消失情况，如能缓解膝部主诉疼痛，即可确定经筋治疗部位。

（二）传导痛检查

在膝关节查到压痛点，按常规传导痛规律检查制约关系。膝内侧痛多与内收肌、腰骶后部、胸腰段损害有关。膝外侧疼痛多与跗骨窦、臀旁侧、臀内侧、腰骶后部损害有关。膝前痛多为内收肌、臀旁侧的传导痛。排查了足踝、骨盆周围、胸腰脊柱段，不能缓解膝部疼痛，则应继续向上查找，全身的压痛都不能缓解膝部疼痛时，膝关节的压痛部位即为原发损害或已形成继发损害的部位。

五、鉴别诊断

膝部疼痛需要与风湿性关节炎、银屑病性关节炎、反应性关节炎、膝部骨肿瘤等鉴别。

（一）风湿性关节炎

膝关节的肿胀疼痛，皮温升高，常伴有膝关节积液，抗链"O"检查阳性可确诊本病。

（二）银屑病性关节炎

膝关节疼痛会伴有膝关节周围皮损，病史久的银屑病性关节炎影像学检查可发现骨质破坏。

（三）反应性关节炎

血常规检查，白细胞可升高，常伴有口腔慢性炎症或腹泻，抗生素治疗可迅速消除膝部疼痛。

（四）膝部骨肿瘤

膝关节疼痛常存在昼轻夜重的特点，往往在不经意的运动伤后出现，口服药物无效，影像学检查可确诊。

六、治疗方法选择

（一）经络治疗

在查找到的有治疗作用的穴位毫针针刺，使紧张的肌肉放松下来。常规选取膝关节周围穴位和经络循行流注下游穴位。屈伸不利的加足太阳经穴位或华佗夹脊穴。

（二）皮下治疗

当大腿、小腿或膝关节周围的皮肤滑动度减小、出现提捏痛时，可针对这些部位选点，用员针、拨针、拨松针通透、撬拨浅筋膜层。膝关节周围一般选取股骨内上髁、股骨外上髁、腘窝中点，股骨内上髁针刺穿过皮肤，沿浅筋膜层向上通透股内侧肌、缝匠肌、股薄肌、大收肌浅层的脂肪筋膜层粘连，对上述肌肉的运动预兴奋有调节作用；沿浅筋膜层向下通透膝关节内侧关节囊与皮下脂肪筋膜层的粘连，减小粘连对膝关节运动轨迹的影响。股骨外上髁针刺穿过皮肤，沿浅筋膜层向上通透股外侧肌、髂胫束、股二头肌浅层的脂肪筋膜层粘连，对上述肌肉的运动预兴奋有调节作用；沿浅筋膜层向下通透膝关节外侧关节囊与皮下脂肪筋膜层的粘连，减小粘连对膝关节运动轨迹的影响。腘窝重点针刺穿过皮肤，沿浅筋膜层向上通透股二头肌、半腱肌、半膜肌浅层的脂肪筋膜层粘连；向下通透腓肠肌浅层脂肪筋膜层粘连；向内向外通透腘绳肌与腓肠肌的交界区域（图 7-10-1）。上述肌肉对膝关节运动轨迹影响明显，粘连去除可以恢复正常的膝关节运动。

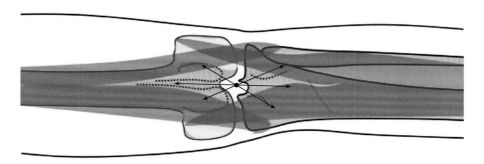

图 7-10-1　腘窝后侧皮下进针点及针刺方向

（三）肌肉治疗

触诊膝关节周围的肌肉或影响膝关节运动的相关肌肉，查找张力增高的肌筋膜、肌肉内部的条索、硬结，用粗针灸针、圆利针、针刀、口腔科注射器针头针刺肌筋膜或肌肉内的条索、硬结，使筋膜层张力下降，条索、硬结变软消失，达到以松治痛的目的。

（四）放血治疗

在膝关节周围找到怒张的浅静脉，一般在腘窝及小腿后侧多见，浅静脉放血治疗能缓解部分膝关节疼痛，但不持久。只有去除引起膝及小腿浅静脉怒张的肌肉张力，才能取得持久的效果。

（五）骨面治疗

慢性膝部疼痛多存在软组织骨面附着处损害，针对骨面的治疗能持久有效缓解膝部疼痛，但要进行膝关节运动的整体评估，膝关节的原发损害疼痛只占全部膝痛的1/5。原发膝部疼痛需要治疗髌下脂肪垫、膝关节内侧间隙、膝关节外侧间隙、股骨内上髁、股骨外上髁、胫骨平台前方、鹅足肌腱。髌下脂肪垫采取围刺，首选密集型银质针自髌骨边缘向髌尖粗面的骨膜下刺。膝关节内外侧间隙的针刺目标为关节囊附着的骨面，银质针先刺至相应骨面后，提插关节囊附着部位或骨膜下刺，禁忌深入关节腔。股骨内上髁针刺主要针对大收肌后束、腓肠肌内侧头和膝关节内侧副韧带在此处的附着部分进行治疗，针尖刺至骨面后向内收肌结节的骨膜下刺能更好地放松此处附着的软组织。股骨外上髁针刺对髂胫束、腘肌腱、跖肌、腓肠肌外侧头有放松作用。银质针针尖刺至骨面后向膝关节后侧的骨膜下刺能起到良好的肌肉放松作用。胫骨平台下缘的针刺对此处附着的髌下脂肪垫有治疗作用，同时降低胫骨滋养静脉的压力，减少胫骨皮质下水肿的可能。原发性鹅足肌腱损害可以直接针对胫骨附着处针刺，针尖到达胫骨骨面后，沿骨膜撬起其骨面附着处。（图 7-10-2）

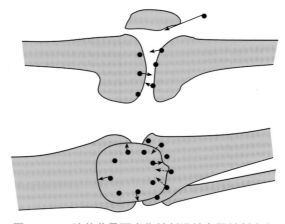

图 7-10-2　膝关节骨面密集针刺进针点及针刺方向

第十一节 足踝疼痛

足踝疼痛为肢体末端症状，很多患者不加重视，等到忍无可忍时，才求助医生，往往就诊时已经发生骨骼形变，不能彻底治愈了。足踝为人体站立、行走的最下支撑部分，也是躯干重心异常的最先调节部分。所以，足踝疼痛的出现是人体平衡失调的信号，应早重视、早治疗，从而降低人体老化速度，提高老年阶段的生活质量。

一、症状分析

（一）部位

足踝部疼痛可分为内踝痛、外踝痛、踝前痛、踝后痛、跟底痛、足背痛、前足痛、大脚趾痛。

1. 内踝痛 与内踝本身、内收肌结节、内收肌耻骨附着处、腰骶后部、胸腰段软组织损害有关。

2. 外踝痛 与外踝、跗骨窦、臀旁侧、内收肌耻骨坐骨附着处、臀大肌、腰骶后部、腰部深层软组织损害有关。

3. 踝前痛 与踝前囊、髌下脂肪垫、内收肌、臀旁侧、腰骶后部软组织损害有关。

4. 踝后痛 与踝后脂肪垫、跟腱周围、胫骨内后侧、臀大肌臀中肌交界处、臀中肌中下段软组织损害有关。

5. 跟底痛 与跗骨窦、内外踝支持带、踝后脂肪垫、髌下脂肪垫、内收肌、臀旁侧、臀大肌、腰骶后部、腰部深层、胸腰段、颈椎、项平面软组织损害有关。

6. 足背痛 与踝前囊、小腿前肌群、髌下脂肪垫、内收肌损害有关。

7. 前足痛 与引起前足承重增多的跗骨窦、踝后脂肪垫、髌下脂肪垫、内收肌、臀旁侧、胸段深层、颈椎、项平面软组织损害有关。

8. 大脚趾痛 与跗骨窦、内收肌结节、内收肌、臀大肌臀中肌交界、腰骶后部、胸腰段、颈椎软组织损害有关。

（二）性质

软组织损害引起的足踝疼痛以胀痛为主，常伴有局部水肿，有时因炎性水肿突发加重，出现持续的跳痛，此时需要与感染性炎症进行鉴别。感染性炎症跳痛部位有红热表现，软组织损害引起的多存在皮温降低或找不到明显压痛，只有主诉疼痛。如果出现足踝持续性疼痛，需影像学检查鉴别，距骨坏死的可能性比较大。肿胀疼痛同时出现的，需要排查风湿、类风湿类疾病。老年人突发单侧足踝部疼痛需排查病理性骨折。

（三）诱发姿势

运动后的踝部疼痛与运动中的过度应用有关，在检查足踝的同时，需要检查膝、髋、腰及躯干、颈肩的软组织损害情况。静息时的足踝疼痛提示骨皮质下水肿或其感觉神经发出、分布、走行区域的炎性刺激。持续性疼痛静息时加重提示骨坏死或骨肿瘤的可能。足跟底起步行走时疼痛，走一段距离后减轻或消失，提示足踝、膝部脂肪垫缓冲结构水肿，再由水肿的脂肪垫查找原发损害部位。足跟底休息后再活动不痛，运动一段时间后疼痛逐渐加重，提示内收肌、腰骶后部、胸腰段损害可能性大。

二、触诊

（一）皮肤触诊

足踝主要触诊皮温变化，皮肤温度降低的，多为软组织损害引起；

皮肤温度升高的，排查急性感染性炎症。第一跖趾关节红肿热痛的需要检测血尿酸水平。小腿的浅筋膜脂肪层炎症直接影响小腿肌肉的张力，皮肤提捏痛提示小腿浅筋膜脂肪层炎症。

（二）肌肉触诊

足踝部肌肉触诊主要触诊小腿部肌肉的筋膜张力、条索、硬结，循小腿前外侧触诊小腿前肌群，包括胫骨前肌、趾长伸肌、踇长伸肌；循小腿外侧触诊小腿外侧肌群，包括腓骨长肌、腓骨短肌和第三腓骨肌；循小腿后侧触诊腓肠肌，自腓肠肌两侧边缘向中间触诊比目鱼肌，胫骨后肌、趾长屈肌、踇长屈肌很难触到。

（三）关节活动触诊

检查者手轻触左踝部软组织，嘱患者屈伸、环转足踝，体会踝部运动的摩擦感、胫腓远端关节的对位情况。如果存在摩擦感提示踝关节周围的足部外在肌张力增加或张力异常；如果胫腓远端关节对位不正，除足踝部扭伤后遗外，还要考虑股二头肌的异常张力来源。

三、压痛点检查

（一）循经压痛检查

内踝为足三阴经所过，三阴经的循行流注下游穴位都是需要检查的对象。经筋查找也是向膝内侧、大腿根、腹壁压痛部位寻找，同时查找下肢外侧经筋走行部位。软组织压痛点检查也要查找膝内侧和大腿根内侧。说明两种不同的理论体系最终查找的部位可能是一个。外踝为足太阳、少阳经所过，其经络流注的下游为足少阴和足厥阴经，可沿上述经络查找压痛穴位。经筋查找则以足少阳或足太阳经筋为查找对象，同时查找下肢内侧的三阴经筋，与软组织压痛点检查部位相近。大脚趾痛为足厥阴肝经所在区域，循足厥阴肝经向上查找穴位压痛，多在胫骨内后侧、股骨内上髁、内收肌耻骨附着处附近的穴位找到压痛，同时查找浊流于下，膀胱不能气化的原因。

（二）软组织压痛检查

足踝局部压痛点检查的同时，还需要查找膝、骨盆周围、腰骶部、躯干、颈椎、项平面的压痛分布情况。

四、原发部位寻找

（一）经络或经筋按压

在相应经络或经筋上循按压痛分布情况，在压痛部位旋按，使压痛缓解，如果能缓解足踝疼痛，即为治疗部位。如多穴位或多部位压痛都对足踝疼痛有缓解作用，则可同时针刺或分批针刺治疗。

（二）传导痛检查

除局部压痛检查外，按常见传导顺序检查压痛点的制约情况。足踝内侧需与股骨内上髁、内收肌耻骨附着处、腰骶后部、胸腰段压痛点进行制约关系检查；足踝外侧需与臀旁侧、臀内侧、腰骶后部压痛点进行制约关系检查；跗骨窦需与臀旁侧、内收肌耻骨附着处进行压痛点制约关系检查；跟底部需与内外踝关节囊、踝后脂肪垫、髌下脂肪垫、内收肌臀旁侧、腰骶后部、胸腰段、项平面进行压痛点制约关系检查；足背痛需与胫骨内后侧、小腿前肌群、髌下脂肪垫、内收肌耻骨附着处压痛点进行制约关系检查；踝后痛需与胫骨内后侧、臀大肌臀中肌交界处、臀中肌中下段软组织压痛点进行制约关系检查；前足痛需与跗骨窦、踝后脂肪垫、髌下脂肪垫、内收肌、臀旁侧、胸段深层、颈椎、项平面软组织压痛点进行制约关系检查；大脚趾痛需与跗骨窦、内收肌结节、内收肌、臀大肌臀中肌交界、腰骶后部、胸腰段、颈椎软组织压痛点进行制约关系检查。

五、鉴别诊断

足踝部疼痛需要与风湿、类风湿关节炎，骨质疏松，足踝部骨肿瘤，骨坏死进行鉴别。

（一）风湿、类风湿关节炎

踝部肿胀、疼痛，有晨僵。血沉、类风湿因子、抗链"O"及相关抗体检查可确诊本病。

（二）骨质疏松

踝部疼痛伴深层骨痛感觉，承重增多时加重。常伴有腰痛、背痛等。骨量检查有助于诊断。

（三）足踝部骨肿瘤

多发生在胫、腓骨远端，早期以胀痛为主，逐渐加重，可发生病理性骨折，影像学检查可提供诊断依据。

（四）骨坏死

足踝部距骨坏死发生概率较高，往往在足踝扭伤后出现迁延不愈的疼痛，逐渐形成昼轻夜重的持续性疼痛，MRI 检查可早期确诊本病。针对足踝周围及跗骨窦的针刺治疗能改善疼痛症状，距骨颈部的破骨治疗能迅速缓解疼痛，给患者以疗愈的信心。

六、治疗方法选择

（一）经络治疗

在查找到的穴位压痛处毫针刺激，在经筋压痛部位进行火针点刺或温针的针刺刺激。

（二）皮下治疗

一般选取小腿前外侧中上部皮肤提捏痛处定点针刺，相当于足三里水平，以员针、拨针或拨松针等钝头针具在小腿前外侧皮下向周围通透、撬拨；选取小腿后侧中下段皮肤提捏痛处定点针刺，相当于承山穴下方，以员针、拨针或拨松针等钝头针具在小腿后侧皮下向周围通透、撬拨，尤其跟腱周围的浅筋膜层。

（三）肌肉治疗

对足踝周围、小腿的肌肉筋膜层张力增高的部位或条索硬结、针刺，以粗针灸针、圆利针、针刀、口腔科注射器针头反复刺激肌筋膜及肌肉内部的条索、硬结，使其放松、软化消失，达到放松整块肌肉，治疗疼痛的目的。

（四）放血治疗

在内外踝下方及腘窝后方找到怒张的小静脉，用12号注射器针头点刺放血，血色变红为度，对于缓解足踝疼痛有一定作用，对于慢性足踝疼痛效果不持久。

（五）骨面治疗

主要应用密集型银质针治疗慢性足踝疼痛，也可应用其他针具缓解疼痛症状。足踝周围的骨面治疗主要包括：内踝关节囊、外踝关节囊、踝前囊、踝后脂肪垫、跗骨窦、跟骨内侧足底方肌的治疗。

内踝关节囊针刺贯穿内踝支持带和内踝关节囊；外踝关节囊针刺贯穿外踝支持带和外踝关节囊；踝前囊针刺贯穿小腿远端及距骨头部的踝关节囊附着；踝后脂肪垫针刺以跟骨上缘和跟腱前方脂肪垫附着处为针刺对象，进行踝后脂肪垫的针刺剥离；跗骨窦针刺针对跗骨窦内脂肪垫的骨面附着处进行针刺，力图剥离脂肪组织的骨面附着，跗骨窦银质针针刺注意防止烫伤；跟骨内侧足底方肌针刺直刺跟骨内侧

骨面，并向跟骨前方骨膜下刺，放松紧张的足底方肌。(图 7-11-1)

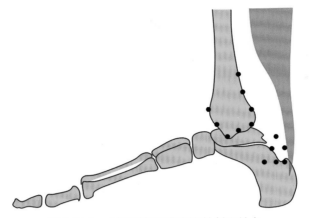

图 7-11-1　内踝部密集型骨面针刺进针点

第八章 病例回顾

在临床治疗中，会有一些典型的临床病例，对这些临床病例的思考，常常给我们思维注入无限的延伸。人体各种症状的出现，都是某一个或多个部位损害的结果。人体是个整体，一个部位损害会对其他部位产生影响，所以对一个症状既需要局部考虑，更需要整体思考，才能尽量避免漏诊误诊。

第一节 软组织疼痛病例

软组织疼痛在以疼痛为主诉就医的患者中占绝大部分，患者多以颈肩腰腿疼痛为主要表现，通过对患者病变程度、体质状态及个人耐受度的综合分析，选择适合的治疗方法，达到治疗疼痛的目的。

一、腰脊柱"三种试验"阳性的无效病例

张某，男，60岁，沧州人，做司机30多年。腰痛多年，近8年缓慢加重，右腿抬起无力，左腿脚麻，行走不到100米，腰骶痛开始向下肢放射。近1年加重到靠扶着凳子走路，贴膏药等多方治疗，恢复到能走100米不到。磁共振显示，右侧椎间孔有钙化灶直接卡压神经根。查体：腰骶后部、臀部及大腿根部存在广泛高敏压痛、压硬，腰脊柱"三种试验"阳性。诊断椎管内外混合型软组织损害，建议手

术治疗，保守治疗只能部分缓解症状，并易于复发加重。患者强烈要求治疗，进行沟通后，决定治疗5次看看恢复情况。经过5次治疗，患者症状好转三分之一，建议做手术解决椎管内问题，之后如有腰腿痛症状残留，可以继续针刺治疗椎管外组织损害。

这个病例在临床诊察时已确定椎管内外软组织损害，通过5次椎管外针刺治疗只能缓解三分之一症状可以得出椎管内损害为主、椎管外软组织损害为辅的结论，所以针刺后仅能缓解少部分症状，并且这部分缓解可能因为椎管内损害未治疗而复发。影像学提示钙化灶的存在，临床有右下肢上抬无力的表现，说明神经根已经受到硬性挤压，如果强刺激推拿不能缓解这一症状，手术治疗显得更加直观。

二、严重的腰腿痛患者

张某，男，52岁，郑州人，企业律师。腰痛20多年，隔几年发作，经常腰部不适。这次劳累后发作腰臀痛、腰困无力、独自行走困难，走不了10步，需要坐轮椅前行。磁共振显示腰4腰5、腰5骶1椎间盘突出。查体：直腿伸腰、直腿弯腰均引出腰臀痛，直腿弯腰只能到70°左右，下肢无明显症状。腰脊柱侧弯试验可引出腰部深层疼痛，无下肢放射痛。胸腹部垫枕加压试验因疼痛不能完成。胫神经弹拨试验阴性。腰骶后部、臀内侧、臀大臀中交界、臀旁侧、髂骨腹肌附着处、耻骨结节、耻骨上下支有敏感压痛点。臀大臀中交界处压痛硬结明显，可以制约腰骶后部、臀旁侧、内收肌压痛。强刺激推拿臀部压痛硬结，腰臀痛明显缓解。考虑为臀部软组织损害为主的椎管外软组织损害，经过2周针刺、艾灸治疗，腰臀痛症状消失，恢复正常工作，1年后随访未复发，疗效稳定。

此患者虽然临床症状较重，但只有腰脊柱侧弯试验阳性，并且强刺激推拿有效，所以确定为椎管外软组织损害。长期坐位工作，臀部肌肉受到持续挤压缺血，出现相应损害，引起腰部肌肉代偿，出现腰臀痛。病史久远的腰臀痛已经出现软组织的结构改变，单纯针刺很难改变结构问题，辅以长时间的艾灸，可以弥补这一不足，获得稳定持久的疗效。

三、内收肌损害引起的腰痛患者

王某，女，29岁，洛阳人，公司职员，腰痛9年多。10年前右侧大腿根磕伤，慢慢出现腰痛，时断时续，一直治疗腰部，效果不理想，影像学检查未见异常。查体：直腿弯腰无痛，直腿伸腰受限，并引出明显腰部疼痛，腰脊柱"三种试验"阴性。右大腿根部压痛高度敏感，腰骶部、臀旁轻度压痛，大腿根部内收肌压痛制约腰骶部、臀旁侧压痛。按住右大腿根内收肌压痛处，伸腰受限减轻，强刺激推拿后，伸腰疼痛明显减轻。诊断为椎管外右大腿根部软组织损害性腰痛。经过毫针密集针刺治疗数次，腰痛症状消失，随访半年未复发。

这个病例患者年龄较小，有明确的大腿根部外伤史，经过动作检查分析、压痛点检查、传导痛制约关系检查和强刺激推拿验证，找到了原发部位在受伤的右侧大腿根部内收肌附着处。急性软组织损伤引起肌肉的保护性痉挛，出现其附着部分的软组织损害，引起骨盆前旋转，腰部深层压力增加，出现腰痛。如果没有病史的提示，则需要系统的压痛点检查才能找到可能的原发软组织损害部位。9年的病史毫针治疗缓解症状，并能稳定疗效，说明软组织损害程度较轻，可能与年龄较小，经常保养身体有关，观察随访继续。

四、顽固的足跟内侧痛

赵某，男，55岁，郑州人，英语老师。右足跟内侧痛2年多，多处治疗，效果不理想。下地就痛，走走缓解，走久了又痛。影响正常工作、生活。查体：直腿伸腰、直腿弯腰无明显不适，腰脊柱"三种试验"阴性。足跟局部压痛中度敏感，右侧外踝跗骨窦（丘墟穴附近）、内收肌大腿根压痛高度敏感，枕颈部、腰骶后部压痛中度敏感。跗骨窦、大腿根部压痛明确制约足跟内侧压痛。跗骨窦压痛处有硬结。诊断为椎管外右腰臀大腿根部及跗骨窦软组织损害，经过数次治疗，症状消失。1年后随访，无复发。

足跟痛成因复杂，只有少数病例存在局部损害。足部为人日常活动的最低支撑部位，任何原因引起的足底力学分布异常均可引起足跟痛，只是表现的疼痛部位略有不同。足跟内侧痛与足底分力内移有关；足跟外侧痛与足底分力外移有关；足跟前侧痛与足底分力前移有关；足跟后侧痛与足底分力后移有关。经过细致查体，找到压痛点的分布情况，再进行传导痛制约关系检查，初步确定损害部位，通过强刺激推拿确定损害部位的准确性，才能做出精确诊断，指导临床治疗。

五、考验查体的上肢痛

刘某，男，46岁，天津人，饭店厨师。主诉左前臂中段外侧疼痛不能持物1个月，不能从事现有工作。1个月前的一天，繁忙劳动后突然出现左前臂中段外侧疼痛，当时没有重视，只是局部贴了膏药，症状未缓解并逐渐加重，自服止痛药物只能暂时缓解疼痛，到附近按摩店按摩，仍无法消除症状，遂来我院就诊。既往体健，无高血压、心脏病及糖尿病。查体：左前臂中段外侧轻压痛，左肘外侧中度敏感压痛，左冈下三肌高度敏感压痛，左颈部深层中度敏感压痛，左腰骶后部轻压痛。冈下三肌压痛明显制约颈部深层压痛和肘外侧压痛，强刺激推拿冈下三肌后，左手抓起诊室的凳子时左上肢疼痛可减轻，初步诊断左冈下三肌损害并发左上肢疼痛。针对冈下三肌进行银质针治疗，刺27针，针刺后颈部及左肘部轻松感，左手抓起凳子前臂疼痛有减轻。1周后复诊，左前臂中段外侧疼痛无变化。遂重新查体，扩大检查范围，发现 $T_5 \sim T_{10}$ 棘突旁及关节突存在高度敏感压痛，强刺激推拿此处，左上肢感觉轻松，左手抓起凳子时前臂疼痛减轻。遂对 T_5~T_{10} 棘突旁及关节突进行 12 针的银质针针刺，针刺后左上肢症状明显减轻，1 周后复诊，效果稳定。在 T_5~T_{10} 棘突旁及关节突进针点之间补针 1 次，针后 1 个月随访，症状完全消失，已能胜任原有工作。2 年后随访未复发，疗效稳定。

此例患者在查体诊断上犯了经验主义错误，通过第一次查体，确定主诉疼痛与冈下三肌、颈部深层及肘外侧软组织损害有关，并且有制约关系，准备针刺完冈下三肌，再针刺颈椎或肘外侧，但复诊效果不好，所以重新查体，才发现胸脊柱段没有被重视，并且这部分强刺激推拿效果明显，针刺效果验证了诊断部位准确，随访效果稳定。此病例诊治经过提示什么时候都不能犯经验主义的错误，详细的体格检查才是准确诊断和治疗有效的前提。

六、定距离膝痛的患者

齐某，男，67 岁，天津人，退休职工。主诉左膝关节疼痛影响行走 2 年，加重 2 个月。患者于 2 年前出现左膝关节疼痛，走路时加重，休息时无症状，因疼痛使行走距离逐渐缩短。2 个月前受凉后，左膝关节疼痛加重，行走距离不到 50 米即出现严重的膝关节疼痛。查体：腰脊柱"三种试验"阴性，腰骶后部、左臀部、大腿根部、左股骨内上髁、左髌下脂肪垫高度敏感压痛。右臀内、右臀旁中度敏感压痛，有压硬。左腰骶后部、左大腿根部、左臀部压痛点均对左股骨内上髁有不同程度的制约关系，腰臀大腿根部压痛互不制约，髌下脂肪垫压痛与其他部位不制约。X 线片显示：膝关节内侧间隙变窄、膝关节退行性改变。磁共振示：膝关节内侧半月板后角撕裂、关节腔少量积液、膝关节退行性改变。强刺激推拿腰骶后部、左臀部、左大腿根部压痛点后，下地即感膝关节疼痛减轻，尝试步行可达 100 米。初步诊断椎管外左腰臀部、大腿根部、髌下脂肪垫软组织损害。分别进行左腰骶后部、双大腿根部、左臀旁、左臀内加臀后部、左髌下脂肪垫银质针治疗，患者膝关节疼痛逐渐减轻，上述部位 2 遍针刺后，患者可步行 500 米，但每到 500 米就会因为膝痛坐下来休息一下，然后可以再行走 500 米，总是不能突破 500 米的极限。重新查体，强刺激推拿右侧臀内、臀旁侧后，行走较前更加轻松。追问病史，右侧腰臀部在十几年前即有疼痛，后来逐渐缓解了，没有再疼痛过。于是继续针刺右侧臀旁侧和臀内侧各 2 遍。治疗后 1 个月随访，步行 2000 米无膝痛，对治疗满意。2 年后随访，未复发。

此患者膝痛治疗历时 16 次针刺才取得稳定而持久的效果，在治疗了左侧的腰臀大腿根部及髌下脂肪垫以后，膝痛症状虽有明显缓解，但不能达到患者需要的距离，出现固定长度后的膝痛，这种情况与躯干运动控制有关。对侧臀部软组织损害直接影响骨盆及以上的运动控制，所以对侧臀部针刺起到了最终解决诉求的关键作用。人是一个整体，左右上下互相影响，诊治疾病不能只在主诉部位寻找。

七、顽固的肱骨外上髁炎

王某，女，38 岁，天津市，自营服装店。主诉右肘外侧疼痛 2 年，影响睡眠。患者于 2 年前采购服装时，因货物太重拉伤右肘部出现右肘外侧疼痛。开始未重视，后逐渐加重，影响工作和睡眠。经当地医院口服及外用药物并注射治疗未见缓解，发病半年后于天津某大医院行右肘外侧松解术，术后疼痛有所缓解，但未完全消失。术后半年疼痛复发依旧，保守治疗无效，进行了第 2 次右肘外侧松解术。术后疼痛缓解不如第 1 次，并且术后 3 个月，右肘外侧疼痛依旧，不能工作，影响睡眠。经人介绍来我院治疗。查体：右肘外侧可见一长 4cm 左右瘢痕，右肘外侧肱骨外上髁、肱桡关节囊、环状韧带压痛高度敏感。颈脊柱六种活动功能正常，右侧颈部深层、右侧冈下窝压痛高度敏感，两者间无明显制约关系。腰脊柱活动正常，腰臀及大腿根部压痛轻度敏感。分别强推颈部深层及冈下三肌，右肘外侧疼痛似有减轻，但不明显。右肘外侧局部拒按。初步诊断：右侧肱骨外上髁炎（术后）；颈部深层软组织损害；冈下三肌损害。鉴于患者害怕针刺疼痛，并且已在右肘外侧进行过2次手术，在肘外侧局部治疗不一定能取得效果，遂先进行右侧颈部深层银质针针刺尝试性治疗。复诊述针刺后右肘外侧疼痛白天没有缓解，但夜间可以睡眠，不会再痛醒了。患者对治疗有了一点信心。第2次针刺冈下三肌，复诊述针刺后右肩部疼痛1天，疼痛缓解后，右肘外侧夜间疼痛进一步缓解，白天疼痛依旧。第3次进行右肘外侧针刺，复诊述维持第2次治疗后状态。重新查体，颈部深层压痛高敏、冈下窝压痛高敏、右肘外侧压痛高敏，颈部深层压痛制约冈下窝压痛，两者均不制约肘外侧压痛。继续颈部深层针刺，肘外侧疼痛白天开始有缓解，颈部深层针刺第3遍后，颈部深层压痛开始制约右肘外侧压痛，后又进行2次颈部深层针刺，右肘外侧疼痛缓解90%，患者已能胜任日常工作，暂停治疗。半年后随访，患者于最后一次针刺后2个月，右肘外侧疼痛完全消失。2年后随访，右肘外侧疼痛未复发，患者对治疗满意。

此患者肘外侧疼痛可谓顽固至极，2次局部松解术都不能缓解症状，这也恰恰反映了患者疼痛的病因不在肘外侧，查体时找不到直观支持病源部位的依据，只能尝试性治疗。第1次治疗后，患者能正常睡眠，提示了肘外侧疼痛与颈部深层损害有关，逐步出现的压痛制约关系进一步证明了这一点。顽固的软组织损害不是一次治疗就能明显见效的。

八、治疗脚缓解颈部疼痛的患者

郭某，女，56岁，天津人，家庭主妇。主诉颈部疼痛不能扭转2个月，偶伴双上肢麻。患者于2个月前春节时招待客人劳累后发病，出现颈部疼痛不能扭转，自认为落枕，贴膏药未缓解。又到当地门诊开止痛药口服，吃药时颈部疼痛有缓解，停药后很快复发，断续用药至就诊时。虽然没有剧烈疼痛，但每次转头都会有疼痛出现。查体：颈脊柱六种运动中颈部旋转运动疼痛明显；后伸有轻度疼痛。颈部深层压痛高度敏感，冈下窝压痛中度敏感，双侧腹外斜肌压痛中度敏感、耻骨结节压痛中度敏感，跗骨窦压痛高度敏感。颈部压痛制约冈下窝压痛，腹外斜肌压痛及耻骨结节压痛均部分制约颈部压痛，跗骨窦压痛完全制约颈部压痛。颈部压痛处强刺激推拿后，头颈后伸疼痛消失，转头疼痛明显减轻，按压双侧跗骨窦引出疼痛后嘱患者扭转头部，述疼痛完全消失。为排除痛觉转移，对跗骨窦做强刺激推拿后，放开跗骨窦按压，嘱患者扭转头部，颈部疼痛完全消失。初步诊断：跗骨窦损害引起的颈部疼痛。患者10年前腰痛通过银质针治疗痊愈未发，此次要求银质针治疗。遂针对跗骨窦银质针治疗，加热时患者即感有热流在上肢流动，颈部活动轻松感。针刺后患者主诉症状完全消失，2个月后随访，颈部疼痛未再出现。

此患者表现为颈部疼痛，但贴膏药丝毫不减轻，说明病变部位较深或不在颈部，结合扭头疼痛明显，提示枢机问题，考虑手、足少阳经，跗骨窦为丘墟穴所在，是胆经原穴，按压能缓解主诉症状，与跗骨窦在运动平衡失调中出现的症状正好相符。病史较短，损害波及部位少，所以一次便解决了颈部疼痛。

九、肩痛的设计师

樊某，男，48岁，河北廊坊人，建筑设计师。主诉右肩部疼痛半年，伴功能受限。患者于半年前赶计划，伏案时间过长后出现右侧肩部疼痛，经贴膏药及口服止痛药有所缓解。后又经1次长时间加班后加重，膏药及药物治疗均不能缓解疼痛。磁共振检查：右肩关节轻度积液、关节盂下水肿、冈上肌腱毛糙。当地医院建议休息，并给予非甾体抗炎药治疗。服药后3周，疼痛无明显减轻，并出现肩关节活动范围减小，遂来我院就诊。既往体健。清瘦体型。右上肢外展高举

120° 因疼痛而受限；后伸摸背，手到达裤带水平向上受限；前屈正常。冈下三肌可摸到数条条索。冈下三肌、右侧颈部深层压痛高敏；腰骶部压痛轻度敏感，其他部位无明显压痛。冈下三肌与颈部深层压痛间无明显制约关系。同时按压颈椎及冈下窝，颈部疼痛明显缓解。初步诊断：颈肩部软组织损害并发肩部疼痛。因患者偏瘦，软组织层较薄，遂给予毫火针点刺治疗。在颈部及冈下三肌压痛点处标记进针点，火针烧红点刺。1 次治疗后，患者肩痛明显减轻，肩关节功能有改善。间隔 2 天针刺 1 次，每次选取压痛明显部位进针，共治疗 4 次。患者肩痛完全消失，肩关节功能明显改善。3 个月后随访，肩关节功能完全恢复正常，无肩痛出现。

肩部疼痛在排查胸部疾病后，多考虑软组织损害引起。查体中发现只有颈椎和冈下三肌同时按压才能明显缓解肩部疼痛，说明这两个部位都是肩痛的发病部位。患者清瘦，软组织层薄，骨骼定位较容易，遂给予毫火针点刺，降低患者的针刺疼痛感。肩部为手足太阳经筋所过之处，循按经筋检查也能找到患者的病损部位，进行劫刺，祛除疼痛。

第二节　软组织疼痛相关疾病病例

软组织疼痛不仅有疼痛的表现，还可因软组织损害引起各种症状，如头晕、胸闷、胸痛、腹痛及泌尿生殖系统症状，在排除各系统的器质性病变后，软组织损害的评价与治疗为疑难杂症开辟了一条新的道路，使某些慢性病得以治愈。

一、上病下治祛头晕

李某，女，43 岁，郑州人，家庭主妇。头晕 3 年多，经期严重，劳累、走路多加重，伴随腰困、膝沉。一直当颈椎病治疗，经过正骨、针刺、中药坚持治疗，有效果但很快复发。来诊时头晕严重。查体：颈脊柱六种试验没有疼痛引出。直腿伸腰、直腿弯腰不受限。髂嵴边缘腹肌附着处、大腿根内收肌、臀旁压痛点高敏，枕颈部压痛中度敏感。内收肌、髂嵴边缘腹内外斜肌压痛处制约枕颈部压痛。强刺激推拿腹内外斜肌附着处、内收肌大腿根部附着处及臀旁侧，头晕立即消失。诊断为椎管外腰臀大腿根部软组织损害。对上述压痛敏感部位毫针密刺数次，头晕症状完全消失。1年后随访，无复发。

这种头晕病例，排除颅脑疾病后经常被认为是颈椎病引起，往往治疗效果不稳定或不尽如人意。在临床工作中，发现很多以头颈部症状为主的患者，治疗腰臀大腿根部得到意想不到的效果，说明很多患者头颈部症状为躯干下部软组织损害传导而来。详细的问诊、体格检查可以找到原发损害部位，减少持续病痛、反复治疗带给患者的痛苦。从经络角度可以认为是肝经或胆经瘀阻引起的症状。

二、顽固的腮腺导管阻塞性腮腺炎

李某，女，62岁，天津人，家庭主妇。以双下颌部肿胀疼痛1年，加重半月就诊。1年前无诱因出现左下颌角处肿胀疼痛，超声检查显示腮腺肿胀，内部回声不均，诊断为腮腺炎。给予抗生素、抗病毒药物及止痛药物治疗，具体不详。服药后疼痛、肿胀轻度缓解，同时做局部冷敷、热敷。下颌角肿胀变小，但没有完全恢复，间断发作，并且右侧下颌角也逐渐出现肿胀，较左侧轻，靠吃消炎止痛药物维持。近半月来，吃药效果不明显，遂来我院就诊。查体：痛苦面容，无消瘦，双下颌角肿胀，无发热，触痛明显。枕部项平面、乳突、颈椎两侧均有高度敏感压痛点，腰臀大腿根部压痛不敏感。枕颈部压痛与下颌角压痛互不制约，压痛处按压后可轻度缓解下颌角疼痛。VAS疼痛评分9分。超声检查：腮腺弥漫性肿大，符合慢性腮腺炎特点。初步诊断慢性腮腺炎急性发作。软组织外科诊断：下颌角咬肌腮腺软组织损害。患者强烈要求针刺治疗，遂与患者沟通，先进行 0.5mm 刃口带刃针具尝试治疗。对患者压痛部位的高张力筋膜、肌肉层行针刺减压，当时即感疼痛缓解，提示诊断正确。继续进行 5 次治疗，VAS 疼痛评分降为 2 分。停止治疗后观察 2 周，肿胀疼痛逐渐加重到治疗前状态。遂与患者沟通进行银质针治疗，患者接受。采取俯卧位，针对双侧下颌角进行每侧 11 针的银质针治疗，对下颌角边缘骨面及咬肌附着处全部行针刺撬拨，并加热 20 分钟，针刺后即刻胀痛略有减轻，1 周后复查，左侧完全平复，无肿胀疼痛感觉，右侧仍有轻度肿胀，对右侧再进行一次银质针治疗。患者恐惧复发，要求两侧同时治疗。重新查体，左侧有 3 个轻压痛点，定点 3 针，右侧在原有进针点两点之间进针 10 针，枕颈部压痛明显减轻，未定点进针，继续观察。患者于两次银质针治疗后 1 个月随访，未再出现下颌角肿胀疼痛情况。颈部压痛变得不明显，嘱继续随访观察，有症状随时复诊。

此患者虽为腮腺慢性炎症，但以疼痛为主诉就诊，诊察时发现咬肌腮腺筋膜张力明显增高，提示腮腺内部压力增高，究竟是腮腺肿胀引起的腮腺内部压力增高，还是咬肌腮腺筋膜张力异常引起唾液排泌障碍导致的腮腺内部压力增高，很难找到确切原发因素，但腮腺内唾液排泌障碍是临床症状出现的主要原因。通过小刃针刺激咬肌腮腺筋膜，临床症状有所缓解，说明放松筋膜张力可以改善症状。刃针对筋膜的放松效果不能达到彻底放松的目的，短期复发。改用银质针后，彻底放松咬肌腮腺筋膜，使唾液排泌正常，不再刺激腮腺，原有慢性腮腺炎症状全部消失。进一步说明病变程度不同，治疗方法选择也要不同。

三、急则治标的复杂疼痛

刘某，女，66 岁，辽宁人，家庭主妇。主诉左颈背部疼痛、左偏头痛伴心悸、气短、胸闷等症状6年，加重2个月，影响日常生活。6年前，患者因劳累过度出现颈背部疼痛，左侧明显，逐渐出现左偏头痛，并伴有心悸、气短、胸闷等症状。进行多次头部影像学检查和心血管检查，均未发现异常。颈部影像学提示颈椎曲度消失、棘突及椎体前缘骨质增生、钩椎关节紊乱。开始发作时，口服止痛中西药物可缓解症状，逐渐止痛药物控制症状效果下降，加用抗焦虑药物也不能很好缓解临床症状。在本地医院曾经银质针治疗，感觉有效果，后因经治医生调离而中断。2个月前因劳累使原有症状突发加重，药物及针灸治疗均不能有效缓解疼痛症状，遂来我院就诊。既往有高血压、心肌缺血，一直服用降压、扩冠药物，病情稳定。查体：血压132/85mmHg，心率72次/min，律齐，双肺呼吸音清，腹软无抵抗。直腿弯腰、直腿伸腰不受限，且无疼痛引出。直腿抬高左67°、右75°，大腿后侧吊紧感。腰脊柱"三种试验"阴性。$T_1 \sim T_{10}$棘突旁压痛敏感，$T_3 \sim T_8$棘突旁超高敏，轻轻触碰即感痛至胸前，并有胸闷、气短出现。颈脊柱六项运动中头左旋可引出左颈肩部疼痛加重，其余无疼痛且不受限。项平面、左颈部深层、左冈下三肌高度敏感压痛，左内收肌、左臀旁侧高度敏感压痛。左内收肌压痛轻度制约左项平面压痛，其余各压痛点无制约关系。强刺激推拿左颈部深层压痛点，头左转颈肩痛明显减轻。胸脊柱段不能触碰，用低浓度利多卡因注射棘突旁后即感呼吸顺畅。初步诊断：椎管外左枕颈部、左胸脊柱段、左大腿根部、左臀旁侧软组织损害。依次进行胸脊柱段、颈脊柱段、项平面、左冈下三肌银质针治疗，针刺后主诉症状明显减轻，但未消失。查体：项平面、颈脊柱段、胸脊柱段压痛变为中度敏感，内收肌、臀旁侧压痛可大部分制约上述压痛部位压痛。进而对左大腿根部及左臀旁侧银质针治疗，主诉症状进一步减轻。对枕颈部及胸脊柱段又进行一遍银质针针刺，所有症状完全缓解，停用抗焦虑药物，嘱回家锻炼，有症状再来就诊。患者于3个月后复诊一次，查颈部仍有中度压痛，但无主诉症状，补针刺治疗一次。2年后随访，症状未复发。

此例患者主诉症状持续存在 6 年，困扰正常生活。全身各部位压痛点均高度敏感，且没有明显制约关系，依"急则治标"的原则，就近治疗，一遍针刺后，再查体制约关系出现，说明枕颈部胸脊柱段的损害还是与内收肌、臀旁侧的软组织损害有关的。时时查体修正诊断是临床治疗方向准确的重要前提。如果先入为主，只对枕颈部及胸脊柱段针刺治疗，即使反复治疗多次，也很难得到持久稳定的疗效。

四、不安腿患者缓解了

高某，女，56 岁，天津人，工厂工人。主诉夜间双下肢不自主抖动影响休息 10 年，双下肢胀痛 2 个月。患者 10 年前无明显诱因逐渐出现双下肢酸胀无处放置感，发作越来越频繁，直至持续存在。曾服用助眠药物，不能良好控制症状。近 2 个月出现双下肢胀痛，经人介绍来我院就诊。查体：直腿弯腰、直腿伸腰无受限。腰脊柱侧弯试验，拉伸侧吊紧感。腰脊柱"三种试验"阴性。腰骶后部、臀内侧、大腿根部、臀旁侧中度敏感压痛，髂骨腹肌附着处高度敏感压痛，臀后侧轻度敏感压痛，髌下脂肪垫轻度敏感压痛。髂骨腹肌附着处压痛制约臀旁侧、大腿根部、臀内侧压痛，与腰骶后部压痛互相不制约。强刺激推拿腰骶后部，下肢胀痛略有减轻，强刺激推拿髂骨腹肌附着处，感双下肢胀痛消失。初步诊断：椎管外双腰骶后部、髂骨腹肌附着处软组织损害。因患者惧怕针刺疼痛，先选取 0.5mm 刃口针具刺激腰骶后部、髂骨腹肌附着处，3 天 1 次，治疗 7 次后，双下肢胀痛完全消失，同时影响睡眠的双下肢不自主抖动及无处安放的状态也同时消失。半年后随访，劳累后偶有双下肢不自主抖动，患者对治疗满意。

此例患者为髂骨腹内外斜肌附着处损害引起的不安腿综合征，腰骶后部损害增加了下肢不适症状的出现。带刃针具刺激使软组织内感受器敏感度调节到相对正常状态，下肢无处安放状态得到缓解。由于病史较长，患者的软组织损害相对较重，针小病大，导致患者的症状在劳累后还有发作。

五、反复发作的慢性乳腺炎

杨某，女，42 岁，天津人，工厂工人。主诉左侧慢性乳腺炎 3 年，急性发作 1 周。患者于 3 年前无明显诱因出现左侧乳腺肿痛，经当地医院诊断为急性乳腺炎，给予抗感染治疗后缓解。自此，每隔一段时间就会出现乳腺炎症，均给予抗感染治疗，但缓解程度越来越差，一次因乳腺炎控制不良，出现化脓灶而行切开引流术。术后仍有乳腺炎反复发作，半年前进行第二次化脓性乳腺炎切开引流术，术后乳腺内硬块一直存在，多次检查，排除肿瘤及免疫因素。此次于 1 周前出现乳腺急性疼痛，伴发热。查体：右乳腺未见异常，左乳腺外上象限可见一 3cm 左右手术痕迹，局部红肿，皮温升高，有触痛。左冈下窝、左颈椎、左侧上胸段、左腰骶后部、左臀旁侧压痛高度敏感，冈下窝压痛大部分制约其他部位压痛，但不能完全制约，强刺激推拿上述压痛部位后，乳腺疼痛明显缓解。血常规：白细胞 $12 \times 10^9/L$。初步诊断：慢性乳腺炎急性发作；椎管外软组织损害并发乳腺炎。建议继续抗感染治疗，同时配合针刺治疗。第一次进行左冈下三肌银质针针刺，针刺后乳腺疼痛明显缓解，第二天已不发热，患者非常高兴，这是发病消退最快的一次。后续分别进行左颈椎、左上胸段、左腰骶后部、左臀旁侧银质针治疗，乳腺硬块也逐渐消失。再查体时，左冈下窝仍有压痛，遂又进行一次治疗。半年后随访，左乳腺炎症未再出现。2 年后随访，患者未出现过乳腺炎症，对治疗非常满意。

这是第一次治疗术后的慢性乳腺炎患者，取得了非常满意的疗效。临床中很多哺乳期急性乳腺炎患者通过冈下三肌治疗多取得立竿见影的疗效，这里包含了小肠经天宗穴的治疗，同时有冈下三肌损害的代偿调节参与。其他部位则包含了督脉、膀胱经、胆经的治疗，对乳腺疾病起综合性治疗作用。乳腺的外上象限为心经、脾经、胆经及足太阳经筋所过之处，涉及相应的表里经寻找，与运动平衡的软组织查体基本重叠。对于慢性复发性乳腺炎，在排除了肿瘤、免疫因素后，软组织因素要重视起来。为什么一侧乳腺反复发病，另一侧乳腺安然无恙，深入思考，并应用于临床，发现乳腺增生也与这些软组织因素有关，治疗效果稳定。

六、三叉神经痛的老太太

白某，女，78岁，天津人，知青退休。主诉右侧面部疼痛影响吃饭2个月。患者于2个月前受凉后出现右侧面部疼痛，开始为间断发作，每天两三次，每次几秒钟，未重视，以后逐渐加重，只要张口就会发作，影响吃饭。口服止痛药物无效，遂来本院诊治。患者面容憔悴，精神状态差，血压90/60mmHg。既往体检未见异常。查体：右侧上颌及下颌触发试验可引出剧烈疼痛，患者戴全口假牙，口腔内无红肿。右侧下颌角、颧骨下缘、颈椎压痛高度敏感，按压下颌角压痛点后上述触发试验疼痛程度明显减轻；按压颈部压痛点及颧骨下缘压痛点，上述触发试验疼痛程度轻度减轻。患者惧怕强刺激推拿的疼痛而未予推拿。初步诊断：右侧三叉神经第2支、第3支疼痛；右侧颜面部软组织损害并发三叉神经痛。鉴于患者体质较弱，遂应用毫针治疗，对下颌角、颧骨下缘和颈椎压痛部位进行针刺刺激，不留针，2天1次。患者第一次针刺后即可顺畅进食流质食物，5次针刺后，面痛发作变得轻微，10次针刺后，面痛基本消失。1个月后因咀嚼较硬食物又有面痛发作，针刺3次后缓解。3个月后随访，未出现面痛。

三叉神经痛在疼痛疾病中是程度较重的病症，治疗预后千差万别，有些能顺利痊愈，有些则反复发作，应用各种方法效果都不明显。在临床诊治过程中，存在下颌角、颈椎或其他部位压痛能抑制触发痛的患者，治疗效果会很好，并且可以治愈。这例患者10次治疗后，虽然症状缓解，但因惧怕针刺而中断治疗，导致治疗不彻底，又进行了第二轮的针刺治疗。从经络角度分析，上颌、下颌为胃经区域，主要涉及督脉与胃经，最近的流注部位在下颌角的颊车。在运动平衡调节中，三叉神经的第 2 支、第 3 支疼痛与翼内肌、翼外肌损害有关，涉及软组织代偿调节，首先考虑下颌角咬肌附着处和颈椎，正好与经络分析重叠。

七、背部疼痛伴失眠的患者

纪某，女，52 岁，天津人，手工从业者。主诉背部疼痛伴失眠 1 年。患者于 1 年前受凉后出现后背疼痛，劳累后发作频繁，休息后减轻，发作时贴膏药会有缓解，以后逐渐发展为贴膏药不缓解的持续背部疼痛，穿紧身衣服感，并影响睡眠状态，出现失眠的情况。口服止痛药物不能缓解疼痛，需要加服助眠药物才可有轻度缓解。既往体健。查体：患者颈椎、项平面、胸椎、腰骶部、臀部、大腿根部有轻到中度压痛，强刺激推拿后背痛有少许减轻。观察背部皮肤毛囊粗大，皮纹粗乱，提示浅筋膜层有损害，皮肤滑移度较正常，但背部皮肤提捏痛明显，在整个胸段都有提捏痛，提捏后，患者感觉背部疼痛明显减轻。再查胸骨前正中线处压痛明显，强刺激推拿后，背部紧的感觉完全消失。初步诊断：背部浅筋膜层损害合并胸部筋膜层损害。给予患者胸部前正中线针刀刺激，2cm 针距，直刺胸骨骨面并反复点刺治疗；背部 T_3 及 T_{10} 水平脊柱两侧选点拨针浅筋膜放松。1 次治疗后，患者当晚不服用助眠药和止痛药即可入睡，白天疼痛感也明显减轻。间隔 1 周在两点间选点治疗及皮肤提捏痛敏感处选点治疗，连续治疗 3 次，患者全部症状消失。2 个月后随访，有过一次劳累后轻度背痛，平时一切正常。

这是一背部筋膜层损害患者，坐位手工劳动，背部筋膜持续拉伸，出现浅筋膜层损害，在弹性回缩时牵拉胸前筋膜层，出现前正中线区域应力异常，前正中线区域为胸段感觉神经末梢汇集处，对交感神经有兴奋作用，致使睡眠功能下降。前后的相互影响促成了症状持续加重。躯干前部为任脉，后部为督脉，两者之间互相影响，也反映了疾病的演进过程。开始检查忽略了皮肤及皮下组织的评价，直接进行深层压痛检查，结果没找到诊断依据，才转为评价浅层软组织功能，找到了诊断依据。通过强刺激前正中线感觉神经末梢和背部筋膜层拉伸放松，很快控制了症状。有时长期接触慢性病患者，建立了深层损害的惯性思维，遇到浅层病变往往迷失方向，所以，由浅入深的逐层评价才能减少漏诊，避免简单病复杂化。

八、大大的"富贵包"

王某，女，38岁，沈阳人，公司管理。主诉颈背部隆起"富贵包"8年，影响美观，寻求治疗。患者经常伏案工作，8年前一次洗澡时发现颈背部交界处肉增厚，去美容院说是"富贵包"，做过几次推拿，没有明显变化，就放弃了，后来这个"富贵包"逐渐增大，能够被人一眼看到，自己感觉影响形象，开始寻求治疗。外科建议直接切除，患者因惧怕手术及术后可能再发，没有治疗。此次来我院寻求保守治疗方法。既往体健。查体：患者头颈前移，背部板平，与第7颈椎棘突水平形成直径大约8cm的高耸脂质体，按压柔软无压痛。颈部深层压痛高敏，上胸段压痛高敏，腰骶后部压硬，耻骨结节压痛高敏。压痛、压硬没有制约关系。初步诊断：软组织损害引起第7颈椎棘突周围软组织增生（富贵包）。给予患者银质针治疗，先针刺"富贵包"局部，使纤维隔放松，降低内部筋膜张力，减少对脂肪层缓冲的需要。然后分别针刺颈部深层、上胸段、大腿根部和腰骶后部。"富贵包"局部间隔时间反复针刺3次，其余部位1次。针刺后，高耸的"富贵包"消失90%，背部曲度恢复，头颈前移得到纠正。1年后随访，患者治疗满意，"富贵包"完全消失。

"富贵包"为脂肪组织增生引起，诱因很多，如长期伏案、枕高枕头等，但其根本原因与人体形态改变有关。第7颈椎棘突较长，正常状态下为斜向下走行。当出现头颈前移及背部扁平时，第7颈椎作为颈胸交界处的力学拐点使棘突明显翘起。在运动时，翘起的棘突反复摩擦皮下脂肪层，刺激皮下脂肪层增生肥厚，形成"富贵包"。颈胸椎的曲度变化多源于躯干下部软组织损害的影响，所以整体调整脊柱曲度，能起到改变第 7 颈椎位置形态的作用，对"富贵包"疗效稳定。从经络角度分析，"富贵包"位置为膀胱经夹督脉处，经气不能下泻，稽留于大椎而成，需要疏通膀胱经，同时还要疏通主筋的肝经。两者治疗部位相合。有些中老年人，脊柱在长期不正常的位置出现形态改变，治疗起来就非常困难，只能消除"富贵包"，但不能避免复发。

九、假性心脏病的胸痛

李某，男，51 岁，北京人，建筑公司管理。双膝关节疼痛 1 年就诊。患者于 1 年前出现双膝关节疼痛，上楼疼痛明显，经贴敷膏药不能缓解。既往有胸痛病史，胸部 CT 未见异常；冠状动脉造影：冠状动脉有硬化斑块，冠状动脉狭窄程度不足 30%。查体：背部毛孔粗糙，长有成簇易脱落黑毛，皮肤滑移度差，基本不能滑动，无法提起皮肤，触摸有牛皮样感觉；胸骨无压痛。追问患者胸痛情况，述劳累后发病，呈紧迫感，含服硝酸甘油缓解不明显，平卧半小时即可消失。颈部深层轻度压痛。腰骶部压硬，无痛。大腿根部压痛高敏，臀部及下肢压痛低敏。强刺激推拿大腿根部，嘱患者登楼梯体验，上楼膝痛完全消失。初步诊断：大腿根部损害伴发上楼膝痛；胸痛待查。建议患者治疗膝痛同时，尝试性治疗胸痛。患者惧怕针刺，给予刃口小于 0.6mm 的带刃针具治疗。分别对耻骨结节及背部脊柱两侧浅筋膜层点刺治疗，1 次治疗后，患者膝痛基本消失，感觉呼吸顺畅，有一种释放的感觉。耻骨结节处共治疗 3 次，膝痛完全消失。背部筋膜层共治疗 10 次。半年后随访，患者自治疗后，虽有劳累，胸痛未再出现，对治疗满意。

患者以膝痛就诊，在查体时发现背部筋膜层损害现象，追问病史，胸痛特点不完全符合冠心病心绞痛特点，并且冠状动脉造影和胸部CT也支持了这一点。尝试性治疗，逐渐释放背部浅筋膜张力，降低胸脊柱段交感神经兴奋性，增加胸廓活动范围，对这种假性心脏病的胸痛不失为有效治疗方法。在缓解主诉症状的同时，降低患者对心脏病的恐惧。从经络角度分析：背部为诸阳之会，心主血脉，背部分肉间气血不能流通，心血瘀滞胸中，产生紧迫疼痛感觉。带刃针具点刺切割浅筋膜，放松筋膜张力，气血自然流通而症状消除。

十、腹痛的年轻人

季某，男，27岁，天津人，合资厂小领导。主诉腹部疼痛断续发作2年。患者于2年前吃冷食后出现腹痛，位于脐周，呈紧缩样疼痛，自此腹痛逐渐频繁，由每月一两次发展到每天一两次，并且发作停止后仍有隐隐疼痛感。经腹部各种检查未发现异常，口服解痉止痛药缓解不明显。曾被诊断为癫痫，查脑电图无异常发现，也看过心理医生，没有效果，遂来我院就诊。患者焦虑面容。查体：胸腰段脊柱旁压痛高度敏感；耻骨联合上缘压痛中度敏感；腰骶后部轻度压痛。三者间无压痛制约关系。强刺激推拿胸腰段脊柱旁后，腹部隐痛消失。患者怀疑脊柱段压痛掩盖了腹痛，在诊室外待了半天，最后确定推拿有效。因没有症状，耻骨联合上缘未做推拿。初步诊断：胸腰段软组织损害并发腹痛。给予银质针治疗，第一次针刺胸腰段脊柱旁，针刺时针感传至腹部疼痛处，拔针后，立即感觉腹部放松感。第二天反馈自针刺后再无腹痛出现，认为找对病根了，强烈要求继续治疗，遂在耻骨联合上缘及腰骶后部分别针刺一次，此时患者才放心停止治疗。半年后随访，患者未再出现腹痛症状。

此例看起来治疗简单，但却经过2年的治病过程，前期的各种检查，排除了腹腔内器质性病变，为软组织损害诊断做好了排除诊断。软组织检查时发现的胸腰段压痛正反映了脊神经后支的持续无菌性炎症刺激，肠壁分布的痛觉神经传导有两个通路，一个是迷走神经，一个是脊神经前支的感觉支，脊神经前感觉支与后感觉支存在相同神经元，疼痛反馈可出现相互影响，由于冷食刺激肠道敏感度增加，致使脊神经后支的无菌性炎症刺激反馈形成前支分布区肠道的过度敏感，出现腹痛。脐周为肾经走行区域，与膀胱经为表里关系，所以对膀胱经压痛的寻找有提示作用。找到腹痛的病因，此例患者可以说是一次而愈。为什么还要进行耻骨联合上缘和腰骶后部的治疗呢？因为胸腰段损害有可能与这两个部位有关，耻骨联合上缘也是胃经所过之处，为避免腹痛再次出现，将可能引起腹痛的部位全部治疗到，以绝后患。

十一、难治的尿道炎

段某，女，56岁，天津人，家庭主妇。主诉反复发作尿急、尿痛1年半。患者于1年半前突然出现尿急、尿痛，伴会阴区烧灼疼痛。查尿常规提示尿路感染，经抗感染治疗后减轻，但反复发作，逐渐抗生素治疗变为无效。进行腹部超声及磁共振检查，未发现异常。试用各种偏方，没有效果。既往无其他疾病。查体：大腿根部、腰骶后部、耻骨联合上缘压痛高敏，胸腰段、上胸段压痛中度敏感，颈部深层压痛高敏。追问有颈背部疼痛、紧胀感数年。各部位压痛没有明显制约关系。强刺激推拿大腿根部、耻骨联合上缘及腰骶后部均有不同程度的会阴区烧灼痛减轻，但不完全。初步诊断：椎管外软组织损害并发慢性尿道炎。第一次行大腿根部银质针治疗，患者反馈会阴部症状减轻；第二次针刺耻骨联合上缘，患者尿急、尿痛减轻；第三次针刺腰骶后部，尿急、尿痛及会阴区疼痛继续减轻，但不能彻底消失。因患者治病心切，每天针刺，上述针刺部位还未到针刺间隔，遂建议针刺颈椎和上胸段。颈椎针刺后，颈背部疼痛、紧胀感明显减轻。上胸段针刺后，颈背部疼痛进一步减轻，紧胀感消失，意外发现尿急、尿痛及会阴疼痛消失。患者特别惊喜，但过了几天，尿急、尿痛及会阴疼痛又出现了。此次尝试先针刺上胸段，针刺后，诉疼痛又消失了，才确定患者的尿急、尿痛与上胸段损害有关。后续又针刺了颈椎及大腿根部的压痛部位，患者背痛也完全缓解。治疗结束 3 个月后随访，未出现尿急、尿痛症状。

该患者可谓是治疗过程中的意外发现，因为没有将上胸段损害纳入本例患者主诉症状治疗部位，差点导致治疗失败。无意的治疗延伸居然取得了决定性作用，不得不说，对疾病的病因寻找一定要有整体观，不能遗漏任何一个部位。开始还认为是前三次治疗的后遗效应，后来的治疗效果才确定了重点治疗部位。尿急、尿频本属膀胱经和肾经主管，经络分布的任何区域都应考虑进去，使治疗效果最大化。

敬　　启

尊敬的读者朋友：

　　人民卫生出版社中医双创编辑工作室（人卫杏华）致力于出版助力读者医道精进的原创图书，这里是学者的立言平台，是读者的精神家园，也是编辑挥汗如雨的地方。为旱作润、为饥作浆，是我们的出版使命，服务读者是我们义不容辞的责任，读者服务工作永远在路上。

　　为使本书出版后能发挥更大的价值，也为创造作者-编者-读者沟通交流的和谐环境，我们依托人民卫生出版社强大的网络服务能力，为本书读者设置了专属的二维码，缘此而入，我们可以共同开启新的学术之旅，其中：

　　读者可以分享作者讲座视频、作者答疑；

　　可以展开针对某个知识点的广泛讨论；

　　可以得到最新的勘误信息；

　　等等。

　　我们还可以结合读者更深层次的需要，开发新的栏目。

　　由是，读者在购买本书的同时，可以获得相应的增值服务。

　　附：中医双创编辑工作室征稿暨读者服务邮箱

　　　　fuwuduzhe5978@163.com